Ralf Prestenbach

WECK MICH AM ARSCH!

Das Handbuch für Langschläfer

W0190591

WILHELM HEYNE VERLAG
MÜNCHEN

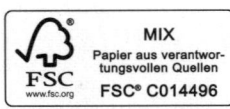

Verlagsgruppe Random House FSC-DEU-0100
Das für dieses Buch verwendete
FSC®-zertifizierte Papier *Holmen Book Cream*
liefert Holmen Paper, Hallstavik, Schweden.

Originalausgabe 5/2012
© 2012 Wilhelm Heyne Verlag, München,
in der Verlagsgruppe Random House GmbH
Redaktion: Therese Meitinger
Umschlaggestaltung: Büro Überland, München
Satz: Leingärtner, Nabburg
Druck und Bindung: GGP Media GmbH, Pößneck
Printed in Germany 2012

ISBN: 978-3-453-60205-2

www.heyne.de

Inhalt

Vorab – ein ausgeschlafenes Vorwort

»Los, raus aus den Federn du Langschläfer, gleich ist es zehn!«

Ich liebe meine Eltern, wirklich, aber wenn mich meine Mutter früher mit diesem Spruch geweckt hat, hätte ich ihr am liebsten laut entgegengebrüllt: »Schon zehn? Was heißt da ›schon‹? Ich bin um 4 Uhr eingeschlafen, das heißt, ich schlafe gerade mal sechs Stunden! Was ist daran ›lang‹? Wenn ich weder pünktlich noch zu früh komme, komme ich dann auch zu ›lang‹? Nein! Das Gegenteil von ›früh‹ ist ›spät‹ Mama, das lernt man schon in der Grundschule! Was soll das also bitte mit dem ›Langschläfer‹?«

Stattdessen brachte ich aber meistens nur ein gequältes »Boah, lass mich in Ruhe« über die Lippen, drehte mich auf die andere Seite und schlief einfach weiter.

Seit frühester Jugend lebe ich mit dem Vorwurf, ein »Langschläfer« zu sein, obwohl ich meist nicht länger als sieben bis acht Stunden pro Nacht im Bett liege. Mein einziges »Verbrechen«: Ich gehe spät ins Bett und stehe spät auf. Ich bin sozusagen ein »Spätaufsteher«. Dass ich in diesem Buch trotzdem durchgehend das Wort »Langschläfer« benutze, hat mehrere Gründe. Zum einen möchte ich die echten Langschläfer nicht ausgrenzen, die tatsächlich mehr als acht Stunden Schlaf brauchen, um fit zu sein. Zum anderen ist »Langschläfer« nicht nur das geläufigere Wort, es hat auch dringend einen Imagewechsel nötig: raus aus der faulen, nichtsnutzigen Schmuddelecke, hinein in den normalen bürgerlichen Alltag. Denn Langschläfer sind gesundheitsbewusste Menschen, die ihren ureigenen Schlafrhythmus kennen und achten. Was sollte daran anstößig oder bemitleidenswert sein?

Um es gleich vorwegzusagen: Das Ziel, irgendwann in einer langschläferfreundlichen Gesellschaft aufzuwachen, ist mir durchaus ein ernstes Anliegen, auch wenn ich in diesem Buch gern und mit viel Freude übertreibe. Humorlosen Frühaufstehern rate ich daher dringend davon ab, weiterzulesen. In Anbetracht all der Schmähungen, die ich im Lauf meines Langschläfer-Lebens ertragen musste, konnte ich der Versuchung nicht widerstehen, an der einen oder anderen Stelle zurückzuschlagen. So viel Spaß ich dabei auch hatte, die Motivation, dieses Buch zu schreiben, war eine andere. Ich wollte den Langschläfern und Spätaufstehern dieser Welt zurufen: Ihr seid vollkommen normal, lasst euch nichts anderes einreden!

In diesem Sinne: Viel Spaß beim Lesen!

Tatsachen – die Verschwörung der frühen Vögel

Morgenstund' hat Gold im Mund und nur der frühe Vogel fängt den Wurm ...

Was aber, wenn man weder einen Wurm fangen noch den Mund voller Gold haben möchte? Nun, dann hat man heutzutage ein Problem, denn Langschläfer haben einen schweren Stand. Sie werden geächtet und verfolgt, bis sie sich endlich dem gesellschaftlichen Imperativ unterwerfen und sich frühmorgens aus dem Bett quälen. Warum? Weil es eine kleine Minderheit über die letzten Jahrhunderte geschafft hat, die Weltherrschaft an sich zu reißen! Wer das nicht glauben möchte, der braucht sich doch nur einmal etwas genauer umzuschauen.

Tatsache ist, dass wir von Politikern, Bankiers und Wirtschaftsbossen beherrscht werden, die allesamt Frühaufsteher sind und mit dem Eifer von Inquisitoren den Rest der Gesellschaft an ihr Schlafverhalten anpassen möchten. Oder warum öffnen Kindergärten vielerorts schon um 6 Uhr morgens? Weil unsere Kinder meinen, dass »Zeit Geld ist« und daher unbedingt so früh etwas unternehmen wollen? Warum beginnt der Unterricht bereits um 8 Uhr? Weil die Schüler morgens vor lauter Wissbegierde nicht mehr schlafen können? Nein.

Es gibt nur einen Grund, unsere Kinder mit solch unchristlichen Uhrzeiten zu quälen: Man bereitet sie vor auf ein Leben im fremdbestimmten Schlafrhythmus. Und sobald sie dann im berufsfähigen Alter sind, merken die allermeisten schon nicht mehr, dass dieses frühe Aufstehen nicht ihrer Natur entspricht.

Doch auch die andere, allem kapitalistischem Gedankengut ferne Fraktion ist längst schon dem Frühaufsteher-Wahn verfallen:

Tatsache ist, dass selbst nach gängiger Kommunistenmeinung die Proletarier aller Länder noch ganz verschlafen »Dem Morgenrot entgegen« tappen sollen. Bloß: Wozu? Schließlich könnte man genauso gut erst einmal richtig ausschlafen und gegen Mittag losziehen. So wahnsinnig erfolgreich war die frühmorgens begonnene Weltrevolution bisher ja nun nicht.

Nein, hier geht es gar nicht um rechts oder links, um Kapitalismus oder Kommunismus. Hier geht es um nichts weniger als die Weltherrschaft, um eine Verschwörung, die sich durch alle Ideologien und Parteien zieht und die nur ein Ziel hat: den Dauerjetlag! Denn müde Menschen lassen sich nun einmal einfacher bevormunden als ausgeschlafene Zeitgenossen.

Tatsache ist, dass mehr als die Hälfte aller Menschen permanent gegen ihre eigene innere Uhr lebt. Durch einen viel zu frühen Schul- oder Arbeitsbeginn ist sie Tag für Tag gezwungen aufzustehen, während ihr Körper immer noch auf Schlaf programmiert ist. Forscher haben unlängst herausgefunden, dass der körpereigene Rhythmus keine Sache der Gewohnheit ist, sondern durch das Erbgut bestimmt wird. Chronogene (von *chronos* = Zeit) geben uns den Takt vor und dieser lässt sich durch keinerlei äußere Einflüsse verändern. Daher ist es wirklich fatal, wenn man nicht auf seine innere Uhr hört. Diese Ignoranz gegenüber dem körpereigenen Schlafrhythmus führt zu permanentem Schlafmangel, vergleichbar mit den Auswirkungen eines Jetlags. Mit dem großen Unterschied, dass dieser soziale Dauerjetlag Betroffene in der Regel ein Leben lang quält.

Tatsache ist, dass man kaum eine Möglichkeit hat, sich dieser Quälerei zu entziehen. Langschläferfreundliche Jobs sind rar gesät und heiß umkämpft. Warum gibt es wohl so viele arbeitslose Musiker? Klar, weil man als Musiker für gewöhnlich ausschlafen kann. Wer glaubt, dass Musiker sich ihren Job aufgrund musikalischer Begabung ausgesucht haben, sollte mal selbst mit einem

Musiker sprechen. Musiker wird man, weil man gern lang schläft – Talent und Ähnliches sind da vollkommen nebensächlich. Wer anderes behauptet, hat nur gelernt, sich anzupassen. So wie beispielsweise Cat Stevens, dieser Opportunist. Mit seinem glockenhellen »Morning has broken« preist er den Sonnenaufgang und fällt damit allen Standeskollegen in den Rücken, die die aufgehende Sonne seit Jahren nicht mehr persönlich gesehen haben. Oder nur vom anderen Ende der Nacht her, kurz bevor sie müde, aber zufrieden ins Bett fallen.

Tatsache ist, dass die gesundheitlichen Auswirkungen des Frühaufstehens verheerend sind. Der Stress, den der tägliche Schlafabbruch im Körper auslöst, ist kaum in Worte oder Zahlen zu fassen – eine Begleiterscheinung dieses Frühaufsteher-Wahns aber schon: 150 Liter Kaffee trinkt der Durchschnittsdeutsche im Jahr. Das macht ca. 75 Gramm Koffein pro Kopf und Jahr und würde, an einem Tag getrunken, einen erwachsenen Menschen siebeneinhalb Mal umbringen. Wer würde sich grundlos mit einer solchen Mengen Nervengift die Gesundheit ruinieren wollen? Niemand! Dieser exzessive Kaffeekonsum ist ein Tribut an unser angepasstes Schlafverhalten. Und unsere Gesundheit ist letztendlich der Preis, den wir für unsere Feigheit zahlen. Die Feigheit aufzustehen oder, besser gesagt, liegen zu bleiben und auszurufen: Weck mich am Arsch!

Tatsache ist, dass die meisten Langschläfer erzwungenermaßen so lange gegen ihre eigene Natur leben, bis sie es für vollkommen normal halten, frühmorgens aus dem Bett gejagt zu werden. Für mich ist das nichts anderes als Gehirnwäsche. Die Opfer leiden unter einer besonderen Art des Stockholmsyndroms. Ähnlich wie das Ausgeliefertsein bei einer Geiselnahme, ist der Kontrollverlust über den eigenen Schlafrhythmus psychisch nur schwer zu verkraften. Erträglich wird das Ganze erst dadurch, dass sich die Opfer einreden, sie würden aus freien Stücken handeln.

»Also, ich stehe morgens gern ja früh auf! Da bekommt man so viel erledigt! Da ist der Tag noch frisch! Da sind die Gedanken klar!«

BLÖDSINN!

Wer sich jeden Tag »freiwillig« den Wecker stellt, den kann man doch nicht ernst nehmen. Man denke sich einmal einen Menschen, der sich selbst jeden Tag ein blaues Auge haut und darüber hinaus behauptet, dass er das gern macht, dass das gesund sei und dass er gar nicht mehr anders leben möchte. Wer würde da nicht sofort nach einem Arzt rufen? Genau das Gleiche sollten wir auch mit Frühaufstehern machen, mit Menschen, die sich Morgen für Morgen mittels eines Weckers Gewalt antun: Sie brauchen Hilfe, und zwar schnell. Jahrelanger Terror hat diese Menschen so weich geklopft, dass ihr Realitätssinn irgendwann auf der Strecke geblieben ist. Es ist Zeit, diesen Wahnsinn endlich zu stoppen!

Ich muffel nicht, ich leide! –
Innenansichten eines Morgenmuffels

Türkisblaues Meer. So schön, dass man sich nicht daran sattsehen kann. Kleine flache Wellen, die sanft an einen schier endlos weißen Sandstrand rollen. Gischt tanzt auf ihrer Krone und versickert leise zischend zwischen den Sandkörnern. Am Horizont ziehen Möwen Kreise und schreien ihre Lebensfreude in die Welt. Wie gern würde ich ihnen antworten, aber mein Mund ist voll von kostbarem Geschmack und den möchte ich auf keinen Fall hinunterschlucken. Er erinnert an alles, was je Gutes meinen Gaumen berührt hat: Schokolade, Rotwein, feinstes Gebäck, Hummer, ein saftiges Steak, meisterhaftes Sushi – der Himmel auf Erden. Ich liege im Schatten einer Kokospalme auf einem Lager aus Tausendundeiner Nacht, während mir ein bezauberndes Geschöpf unentwegt Luft zufächert. Die weichen Kissen, auf denen ich ruhe, geben mir das Gefühl, über dem Boden zu schweben, und gerade als ich …

RIIIIIIIIIIIINNNNNNNNGGGGGGGG!!!

Was?

RIIIIIIIIIIIINNNNNNNNGGGGGGGG!!!

Was um Himmels Willen?

RIIIIIIIIIIIIINNNNNNNNGGGGGGGG!!!

Verdammt, wer macht hier so einen Lärm?

RIIIIIIIIIIIIINNNNNNNNGGGGGGGG!!!

Okay, ich hab's kapiert.

RIIIIIIIIIIIIINNNNNNNNGGGGGGGG!!!

Oookaaay!

Jetzt bleiben mir noch fünf Minuten, um wach zu werden. Mal sehen, wenn ich mich auf diese Seite drehe, geht das bestimmt einfacher. Jaaa, so ist's gut. Mit geschlossenen Augen lässt sich das Wachsein auch besser aushalten. Viel besser! Ah, der Strand, ich dachte schon, ich träume, aber da ist er ja. Und dort kommt mir auch wieder dieses bezaubernde Wesen entgegen. Ich kann dich nicht hören. Was rufst du mir zu?

RIIIIIIIIIIIINNNNNNNNGGGGGGG!!!

VERDAMMT! LASS MICH IN RUHE!

Hallo? Die Stimme kenne ich doch! Meine Freundin? Die war bis eben nicht hier. Und was sagt sie da von »aufstehen«? Was meint die denn? Aufstehen, aufstehen, aufstehen … ja, ja, ist ja gut. Ich bin doch schon wach. Wieso »Augen auf«? Kann ich nicht wenigstens die zulassen? Nein? Herrje, das geht ja nicht. Die verfluchten Augen sind zugeklebt. Nichts zu machen. Jaha, ich versuch es ja, verdammt! Und wenn meine Lider abreißen, bist du schuld. Ich hoffe, du kannst damit leben, deinen unschuldigen Freund mit blödsinnigen Anweisungen verkrüppelt zu haben! Gott, ist das hell. Muss das sein? So hell war es noch nicht mal in der Südsee! So, jetzt sind sie auf. Okay? Und ich stehe auch gleich auf, aber erst muss ich die Kontrolle über meinen Körper wiedergewinnen. Als Allererstes vielleicht über meinen Mund, damit ich was sagen kann und sie endlich mit der Nerverei aufhört.

»Mrrgh.«

Nein, so ist das wohl unverständlich. Aber wie ging das noch mal?

»Mrgn.«

Das hat sie auch noch nicht verstanden, sie gibt sich wirklich keine Mühe. Dann muss ich wohl doch mal versuchen, den Mund dabei zu öffnen. Furchtbar.

Morgn.«

Na also, ging doch. Kann ich jetzt weiterschlafen? Ach nein, stimmt ja, um 8 Uhr kommen die Handwerker, ich erinnere mich. Ich hab mich schon ein bisschen gewundert, wir hatten doch gar keinen Urlaub geplant. Zumindest keinen in der Südsee – im Gegenteil: furchtbar früh aufstehen, um schlafgestörten Handwerkern die Tür aufzuschließen. Als könnte man so eine Reparatur nicht auch um 12 Uhr mittags beginnen!

Jetzt aufstehen? Nicht vielleicht lieber noch fünf Minuten ausruhen, bevor ich eine solche Anstrengung auf mich nehme? Fünf klitzekleine Minütchen …

»Jaaa, ich bin wirklich wach!«

Also gut, bei drei drehe ich mich auf den Rücken. Eins. Zwei. Zweieinhalb. Zweidreiviertel. Also gut: drei. Geschafft, ich liege auf dem Rücken. Doch statt eines Lobs für diese unglaubliche Kraftanstrengung kommt der nächste Tadel: »Beeile dich mal ein bisschen, die Kinder müssen auch noch ins Bad!« Das Totschlagargument! Normalerweise bin ich der Letzte im Bad, weil ich nie auf die Idee käme, so früh morgens aufzustehen. Wenn ich mich aber doch einmal früher aus der Kiste quälen muss, gilt es, den ungeschriebenen Badbenutzungsfahrplan der Gesamtfamilie im Auge zu behalten. Verspätungen werden nicht geduldet, schließlich leben wir ja nicht im Auftrag der Deutschen Bahn. Und was sollten meine Stieftöchter in der Schule denn auch als Ausrede für ihr Zuspätkommen angeben? »Sorry, unsere verschlafenen Eltern haben das Bad besetzt?« Dass das nicht geht, leuchtet sogar mir ein. Ich werde es also tun. Ich werde es nicht mehr herauszögern. Ich werde unverzüglich aufstehen. Jetzt sofort. Man könnte auch sagen direkt, ohne Umschweife, ohne langes Hin und Her. Jetzt. Volle Konzentration und Action. Was für eine Qual!

Okay, ab ins Badezimmer, das sich nach meiner spärlichen Erinnerung irgendwo in der Nähe unseres Schlafzimmers befindet. Mit halb geöffneten Augen manövriere ich meinen schlaftrunkenen Körper um alle Hindernisse, finde die Tür zum Bad und gönne mir erst einmal ein Päuschen auf der Toilette. Dann folgt das nächste schwierige Unterfangen eines zu früh begonnenen Tages: die Menschwerdung. Ein scheuer Blick in den Spiegel sorgt für Gewissheit. Ich habe mich auch letzte Nacht in dieses Monster mit zerzausten Haaren, kleinen verklebten Augen und schlaff herunterhängender Gesichtsmuskulatur verwandelt. Kaltblütig drehe ich den Wasserhahn Richtung kleines blaues Zeichen, halte todesmutig beide Hände in den Strahl und klatsche mir mit zusammengebissenen Zähnen das kalte Nass ins Gesicht – und siehe: Die Welt wird klarer. Nicht viel, aber immerhin. Nun gilt es, dem Monster den Atem zu rauben. Und zwar mithilfe einer der größten Errungenschaften der modernen Gesellschaft: der elektrischen Zahnbürste.

Während es in meinem Mund summt und schäumt und meine Augen bei diesem monotonen Geräusch gleich wieder zuzufallen drohen, frage ich mich regelmäßig, welcher Wahnsinnige sich eigentlich das Sprichwort mit dem frühen Vogel ausgedacht hat. Wie kann man einen Vogel ernsthaft mit einem Menschen vergleichen? Ein Vogel sieht am frühen Morgen so aus, wie am Vorabend. Kein Gnies in den Augen, kein zerzaustes Haar oder besser gesagt Gefieder. Mundgeruch hat er auch nicht, zumindest keinen, der schlimmer ist als der übliche Geruch vom Würmerfressen und der deswegen irgendwie beseitigt werden müsste. Und schlafen Vögel nicht sowieso im Sitzen? Und fliegen können diese Viecher auch. Das soll mir der Urheber dieses Spruches erst einmal vormachen. Ein Vogel ist mit einem Menschen vergleichbar wie ein Hund mit einem Karpfen. Was soll das also mit dem Sprichwort? Und überhaupt ist dieses Sprichwort absolut einseitig und willkürlich. Denn hat schon mal jemand über den Wurm in diesem Spruch nachgedacht? Der muss ja auch als einer der Ersten unterwegs sein und das zahlt sich für ihn nicht wirklich aus, oder!? Was gibt den Frühaufstehern dieser Welt die tumbe Zuversicht, zu den frühen Vögeln statt zu den frühen Würmern zu gehören? Ich für meinen Teil fühle mich morgens eher wie ein Wurm denn wie ein Vogel. Daran ändert auch die gerade zuende gebrachte morgendliche Toilette nicht viel. Mein Körper fühlt sich immer noch so an, als wäre er über Nacht um Jahrzehnte gealtert. Aber er gehorcht bereits wieder größtenteils meinen Kommandos. Nun wird es endlich Zeit, sich den Drogen zu widmen.

Jeder Mensch hat seine Laster, ich habe gleich mehrere. Ich achte aber genau darauf, dass keines dieser Laster meine Gesundheit ruiniert und dadurch meine Lebensqualität mindert. Beim Kaffee fällt mir das zugegebenermaßen schwer. Ich weiß mittlerweile genau, dass mein Magen im wahrsten Sinne des Wortes sauer ist, wenn ich ihn schon am frühen Morgen mit edlem Heißgetränk fülle. Allein, mir ist in meinem ganzen Leben noch keine vergleichbare legale Substanz untergekommen, die bei mir eine annähernd ähnliche Wirkung erzielt. Tee mag bei einigen Menschen dieselbe Wirkung haben, ich halte das jedoch für einen Placeboeffekt. Ich benutze Tee manchmal, um meinen verstimmten Magen etwas zu beruhigen, bevor ich mich mit einem anständigen Kaffee in Schwung bringe.

Doch Kaffee ist nicht gleich Kaffee. Bohne, Röstung und Brühverfahren machen jede Tasse zu einem einzigartigen Erlebnis. Mein Favorit ist der Espresso einer bestimmten italienischen Manufaktur. Eine kleine Tasse mit Riesenwirkung auf mein gesamtes System, in etwa so, als würde man bei einem Rennwagen den Turbo anschalten. Obwohl ich mich am frühen Morgen zugegebenermaßen eher wie ein lahmer Oldtimer denn wie ein Rennauto fühle. Aber auch als Oldtimer kann ich mich nach einer Tasse Koffeinkonzentrat ein klein wenig schneller bewegen. Also ist die Motivation groß genug, nun die erste komplexere Handlung des Tages in Angriff zu nehmen: Ich mache mir einen Espresso.

Man muss sich einmal überlegen, wie viele Einzelschritte notwendig sind, um ein Tässchen frisch zubereiteten Espresso in Händen zu halten. Allerdings hat mein Körper diese Prozedur durch tausendfache Wiederholung so in sich aufgenommen, dass ich sie sogar am frühen Morgen mit schlafwandlerischer Sicherheit bewerkstelligen kann. Ein deutlicher Hinweis auf den Grad meiner Abhängigkeit von dem kostbaren Lebenselixier, welches der Herrgott wahrscheinlich direkt nach den Menschen erschaffen hat. Ich stelle mir das ungefähr so vor: Erst kam Adam, dann schnitzte er aus der Rippe Adams Eva und dann war er so erschöpft, dass er erst einmal eine Tasse Kaffee brauchte.

Wie dem auch sei, sobald eine Tasse dieses schwarzen Goldes in den Tiefen meiner Innereien versickert ist, bin ich bereit, die ersten zusammenhängenden Sätze des neuen Tages zu sprechen. Bis dahin bin ich konsequent jeglicher Konversation aus dem Weg gegangen und auch jetzt sollte sich ein eventuelles Gespräch nur um Dinge drehen, welche ich nicht zu einem späteren Zeitpunkt besprechen kann. Dinge wie: »Wann kommst du heute noch einmal nach Hause?« oder »Viel Glück bei der Mathearbeit!«

Am liebsten spreche ich am frühen Morgen aber gar nicht, denn egal, wie sehr ich mich um einen freudigen Unterton in meiner Stimme bemühe, man unterstellt mir grundsätzlich miese Laune. Vielleicht liegt es ja an meiner hartnäckigen Weigerung, zu solch früher Stunde »Guten Morgen« zu sagen. Ein genuscheltes »Morgn« muss reichen, denn ich weiß wirklich nicht, was am frühen Morgen »gut« sein soll. Wenn es nach mir ginge, würde der »Gute Morgen« komplett aus unserer Sprache gestrichen werden. Ganz so, wie es in den romanischen Sprachen schon lange üblich ist. Weder im Italienischen, noch im Spanischen oder Französischen findet man diese unnötige Höflichkeitsfloskel. Dort verwendet man einfach morgens schon den Standardgruß »Guten Tag«, also *Buon giorno*, *Buenos Dias* oder *Bonjour*. Die Leute dort scheinen genau zu wissen, dass man am Morgen nichts Gutes finden kann, egal wie lange man sich das gegenseitig wünscht. Dass wir Deutsche bezüglich des frühen Morgens aber geradezu besessen sind, zeigt sich deutlich an einer weiteren sprachlichen Besonderheit: Im Deutschen folgt auf den »Morgen« der »Vormittag«. Die Tageszeit, die im Französischen hingegen als *matin* und im Englischen als *morning* bezeichnet wird, umfasst beides, den Morgen wie auch den Vormittag. Warum brauchen die Menschen, die diese Sprachen sprechen, keine solch genaue Unterscheidung, wie es sie im Deutschen gibt? Vermutlich weil man über den frühen Morgen einfach nicht sprechen mag und weil der Morgen dort zur gleichen Uhrzeit anfängt, zu der bei uns Deutschen der Vormittag beginnt.

Es ist also in keiner Weise Ausdruck von schlechter Laune, wenn ich mich morgens weigere »Guten« Morgen zu sagen, es zeugt schlicht von meinem Sprachgefühl und meinem Kampf für die Rechte der Langschläfer. Trotzdem glaubt meine Familie, ich wäre ein Mensch mit notorisch schlechter Laune am frühen Morgen. Oder, um es mit ihren Worten auszudrücken, ein »Morgenmuffel«. Natürlich musste ich mir dieses Schimpfwort in meinem Leben schon viele Male gefallen lassen. Auf Nachfrage konnte mir bisher aber niemand sagen, was einen Morgenmuffel denn ausmacht und woher dieses dumme, hässliche Wort eigentlich kommt. Einen »Muff« kenne ich, da steckt man im Winter seine Hände zum Wärmen rein. Aber einen »Muffel«? Was, bitte, ist das? Keiner von denen, die mir dieses Schimpfwort so leichtfertig an den Kopf werfen, hatte bisher eine passende Erklärung parat. Immerhin konnte ich nach langem Suchen eine Definition im Internet finden:

> Mo.r•gen•muf•fel der; gespr, oft hum; jemand,
> der morgens nach dem Aufstehen oft schlechte Laune
> hat und wenig spricht.

Quelle: TheFreeDictionary.com

Ich frage mich, wer sich solchen Blödsinn ausgedacht hat. »Morgenmuffel« – wenn überhaupt, dann müsste es »Frühmorgenmuffel« heißen, aber auch das klingt noch viel zu negativ. Es ist nicht der Morgen, der einen Langschläfer aus der Fassung bringt, es ist der frühe Morgen, die Zeitspanne, nachdem der Schlaf auf unnatürliche Weise durch das Folterinstrument Wecker abrupt beendet wurde. Und bezüglich des »wenigen Sprechens« gilt: Natürlich ist ein Langschläfer morgens kein munter vor sich hin plappernder Papagei. Wie denn auch? Reden ist am frühen Morgen mit einer so wahnsinnigen Anstrengung verbunden, dass man es auf das absolut Notwendigste beschränken sollte. Doch die größte Frechheit an dieser Definition ist die Formulierung »der morgens nach dem Aufstehen oft schlechte Laune hat«. Verdammt noch mal, das ist keine schlechte Laune! Ein zu früh geweckter Langschläfer stirbt morgens tausend Tode. Und bei allem Leiden soll man dann auch noch fröhlich sein? Niemand erzählt mit 40 Grad Fieber Witze oder tanzt mit frisch amputiertem Bein durch die Disko. Würde man ihm deshalb vorwerfen, er wäre »schlecht gelaunt«?

All denjenigen, die schon früh am Morgen fröhlich aus dem Bett hüpfen können, würde ich gern folgende Zeilen ein für allemal ins Poesiealbum schreiben:

Freut euch über eure eigene Vitalität und spart euch eure abfälligen Bemerkungen über Menschen, die morgens nicht so leicht aus den Federn kommen!

Jemandem vorzuwerfen, er wäre ein »Morgenmuffel«, ist genauso unverschämt, wie einem alten Menschen auf seinem Sterbebett zu sagen: »Jetzt jammere mal nicht so und sprich ein bisschen deutlicher!

Der frühe Morgen ist mir Latte – von Dingen, die nicht nur geschrieben stehen

Kein Zweifel: 20 Zentimeter können unterschiedlich interpretiert werden, gerade wenn es sich um die Länge männlichen Stolzes handelt. Denn wo genau beginnt man zu messen? Wird die Vorhaut mitgemessen? In welchem Zustand misst man? Erigiert? Halb erigiert? Schlaff? All das mögen Frauen bitte bedenken, wenn sie bezüglich der 20 Zentimeter ihres Sexpartners ihre Zweifel haben. Es muss sich nicht immer um typisch männliche Übertreibung handeln.

Anders verhält es sich allerdings mit dem Phänomen, das landläufig als »Morgenlatte« bezeichnet wird. Hier handelt es sich fast immer um maßlose Übertreibung, denn was manche Männer morgens voller Stolz vor sich her tragen, hat mit Potenz nichts zu tun. Die wahre Ursache eines morgendlich erigierten Penis liegt woanders. Hier die zwei populärsten Erklärungsansätze:

1. Während der REM (Traum-)Phase, beschleunigen sich Puls und Atmung. Die Durchblutung des gesamten Körpers steigt und das kann automatisch zu einer Erektion führen, selbst wenn man von Schmetterlingen, Briketts oder Pfannkuchen träumt. Die starke nächtliche Durchblutung während der REM-Phase sorgt zum einen für besagte Erektion, hält zum anderen aber auch die Atemwege während des Schlafs frei. Funktioniert die Durchblutung nur mangelhaft, schnarcht der Mensch und die Durchblutung der Geschlechtsorgane bleibt aus. Diesen Zusammenhang erforschte der Kasseler Professor Martin Konermann. In einem Interview erklärte er

die Ursachen des Phänomens »Morgenlatte« folgendermaßen: »Das ist einfach eine regelmäßige Durchblutung, die der Körper braucht. So wie ein Fahrzeug regelmäßige Bremsversuche braucht«. Nicht jeder Mensch sei jeden Tag sexuell aktiv. »Also reagiert der Körper, indem er selbst alle Funktionen überprüft.«

2. Die Morgenlatte ist ein simpler Mechanismus, bei dem die Prostata auf die Harnblase drückt und dadurch verhindert, dass der männliche Homo Sapiens nächtens wieder zum kleinen Jungen wird und ins Bett pieselt.

Was also auch immer den morgendlichen Fahnenmast verursacht, es gibt keinen Anlass, sich irgendetwas darauf einzubilden. Vor allem aber ist eine Morgenlatte bestimmt kein Grund, einen anderen Menschen zu wecken, das sei an dieser Stelle allen testosterongesteuerten Geschlechtsgenossen deutlich ins Gesicht gesagt. Nichts, aber auch rein gar nichts, rechtfertigt das Wecken eines anderen Menschen. Auch nicht die Leidenschaft.

Doch zurück zur Latte. Die meisten männlichen Leser dürften wissen, was der Volksmund meint, wenn er sagt: »Hart ist der Zahn der Bisamratte, doch härter ist die Morgenlatte.« Richtig hart ist der morgendliche Schwellkörper für die Jungs, die sich von ihrer Sexpartnerin einen cb3000, einen Mysteel untouchable, einen Shut oder einen Steelworxx Braveheart haben umschnallen lassen. Wer von diesen Geräten noch nie im Leben gehört hat, sollte an dieser Stelle mal Google bemühen. Was man da zu sehen bekommt, sind moderne Keuschheitsgürtel – Foltergeräte, von denen ich dachte, dass sie bereits seit Jahrhunderten aus der Mode gekommen wären. Aber anscheinend gibt es da draußen tatsächlich noch eine ganze Reihe von Geschlechtsgenossen, die sich ein solches Gerät anlegen lassen. Die Gründe scheinen vielfältig, wenn man sich in den gängigen Foren ein wenig umschaut. Was da geschrieben steht, zieht einem förmlich die Socken und manch anderem wohl die Hose aus:

»Mir gefällt, dass mein MySteel Untouchable den Zweck erfüllt, für den ich ihn erstanden habe: mich vom dauernden Onanieren abzuhalten. Natürlich ist es auch gut, dass er Hoden und Penis ganz umschließt und alles fest am Ort hält.«

»Ich mag, dass ich mich an meiner Lust freuen kann, ohne diese direkt in bedeutungsloser 20-Sekunden-Onanie aufzulösen. Ich mag das harte Rohr des Shut. Es ist wirklich ein Gefühl, als ob da unten ein ewiglich Steifer wohnt. *superbreitgrins*«

»Ein weiterer Grund, warum mir das Tragen meines MySteel KGs gefällt, ist, dass ich ihn auch im öffentlichen Thermalbad tragen kann.«

Oh mein Gott! Ich werde wohl nie wieder ein Thermalbad besuchen können, ohne an dieses Forum zu denken. Wie schrecklich! Und was die keuschen Jungs bezüglich einer Morgenlatte in jenen Foren beschreiben, ist ebenfalls schrecklich. Hier ein Beitrag, der alle anderen Beiträge auf den Punkt bringt:

»Meine Güte, hat das wehgetan! Aua, aua, aua.«

Vor Kurzem geisterte das Thema »Morgensex« wieder einmal durch die Medien. Grund war eine Studie der amerikanischen Sexualforscherin Dr. Debby Herbenick, die positive Aspekte von morgendlichem Sex nachgewiesen haben will:

»Geschlechtsverkehr am Morgen sorgt dafür, dass das Glückshormon Oxytocin freigesetzt wird. Dies bewirkt, dass das Paar sich den Rest des Tages verliebt und verbunden fühlt. Zudem macht das Hormon stärker und schöner. Morgensex stärkt das Immunsystem und bewirkt die Herstellung von Antikörpern. Zusätzlich sorgen chemische Stoffe, die freigesetzt werden, für einen Östrogenschub, der den Teint und die Textur von Haut und Haar verbessert.«

All das mag schön und gut sein, ist aber noch lange kein

Grund, sich den Wecker zu stellen. Denn Dr. Herbenick spricht von »morgendlichem Sex« und nicht von »frühmorgendlichem Sex«. Und da der »Morgen« laut Definition bis zum Mittag reicht, kann man auch als Langschläfer in den Genuss dieser gesundheitsverbessernden Aspekte kommen.

Was zum Thema »Morgensex« sonst noch alles geschrieben steht, würde wahrscheinlich ausreichen, um eine ganze Bibliothek zu füllen. Der größte Teil davon ist meiner Meinung nach Blödsinn. David Beckham und seiner Frau Victoria wird beispielsweise nachgesagt, dass sie auf Morgensex im Stehen schwören. Diese Praktik soll nach drei Jungs nun endlich zur Zeugung eines Mädchens geführt haben. Haben die Beckhams im Biologieunterricht vielleicht nicht richtig aufgepasst oder ist diese Nachricht nur eine weitere Erfindung der Regenbogenpresse? Seriöser scheint da ein Artikel, welcher im *American Naturalist* veröffentlicht wurde. Dort ging es um eine Studie, bei der das Sexualverhalten von Hennen erforscht wurde und der Männer in einer festen Beziehung besonders interessieren könnte. Zumindest jene Männer, deren Freundinnen in letzter Zeit lieber morgens zur Tat schreiten. Denn Wissenschaftler der Universitäten Oxford und Stockholm haben herausgefunden, dass Hennen die Paarungszeit gegen Abend bevorzugen, wenn sie nur einen Hahn an ihrer Seite haben. Dominieren jedoch mehrere Hähne die Gruppe, verlegen sie den Sex auf den Morgen …

Morgendlicher Sex gibt also in vielerlei Hinsicht Anlass zur Vorsicht, aber wenn man ihn zu einer ausgeschlafenen Uhrzeit genießt, kann man den Worten Doug Heffernans aus der Serie *King of Queens* ruhig Glauben schenken: »Morgensex ist die beste Sache der Welt, auf der kein Käse drauf ist.«

Schimpf und Schande – des Langschläfers Ruf

»Penner!« »Schlafmütze!« »Schnarchnase!« Wer kennt sie nicht, die Schimpfwörter, mit denen Langschläfer regelmäßig vor den Kopf gestoßen werden. Aber woher kommt das? Warum haben Langschläfer im Gegensatz zu Frühaufstehern einen so furchtbar schlechten Ruf? Was bringt Menschen dazu, über andere zu lästern, die morgens lieber ihr gesundes Schlafbedürfnis befriedigen, statt sich mit dem Folterinstrument Wecker selbst aus dem Schlaf zu reißen?

Für die Beantwortung all dieser Fragen reichen vier Buchstaben: Neid.

Fakt ist: Der überwiegende Teil unserer Gesellschaft hat morgens keine Lust aufzustehen. Trotzdem quälen sich diese Menschen jeden Morgen aus dem Bett. Weil sie schon in frühester Kindheit gelernt haben, dass das »normal« ist. Und weil sie denken, sie haben keine andere Wahl.

Wie reagiert so ein Mensch, wenn er sieht, dass andere sich die Freiheit nehmen, morgens auszuschlafen? Mit Neid, mit Fassungslosigkeit und meistens auch mit blöden Sprüchen.

»Der Schlaf ist der größte Dieb, er raubt das halbe Leben«, weiß der Volksmund beispielsweise zu berichten. Ein solcher Volksmund hat in meinen Augen mächtig Mundgeruch. Dieser Spruch stinkt zum Himmel! Und er beweist: Schlafentzug macht dumm! Denn nur ein unausgeschlafener Frühaufsteher kann auf so eine wirre Idee kommen. Der Schlaf ein Dieb? Im Gegenteil: Schlaf ist ein Segen! Langer, ausgiebiger Schlaf schenkt uns jeden Tag frische Energie und hält uns gesund.

»Wer länger schläft als sieben Stund', verschläft sein Leben wie ein Hund.« Auch hier zeigt sich klar die Einfalt der Frühaufsteher. Ein Hund »verschläft« sein Leben nicht, er genießt es. Hunde müssen sich nicht selbst ernähren und können daher ihre Zeit so einteilen, wie es ihnen passt. Ob sie den ganzen Tag spielen, schlafen oder mit dem Schwanz wedeln wollen – kein schlechtes Gewissen und kein Artgenosse hält sie ab. Also, was ist so schlimm daran, sein Leben wie ein Schoßhündchen zu verbringen? Aber genau hier liegt der Hase im Pfeffer. Der Mensch als »Krone der Schöpfung« ist zu Höherem geboren. Er darf sich nicht einfach wohlfühlen, er muss seinen Beitrag zum Bruttosozialprodukt leisten und wahlweise seiner Regierung, seinem Gott oder beiden dienen. Wer einfach sein Dasein genießt, ist kein Mensch. Oder um es mit Shakespeare zu sagen: »Was ist der Mensch, wenn seiner Zeit Gewinn, sein höchstes Gut nur Schlaf und Essen ist? Ein Vieh, nichts weiter.« (*Hamlet*) Um »Mensch« zu sein, müssen wir also permanent nach Höherem streben, auch wenn wir dabei so schreckliche Dinge wie Atombomben und Fließbandarbeit erfinden.

Seltsamerweise hatten bereits die Römer vor 2000 Jahren ähnlich schräge Vorstellungen. So schrieb Publius Cornelius Tacitus über die Germanen »Wenn sie nicht zu Felde ziehen, verbringen sie viel Zeit mit Jagen, mehr noch mit Nichtstun, dem Schlafen und Essen ergeben.« Die Botschaft, die Tacitus damit an seine Zeitgenossen richtete, war eindeutig: Die Germanen sind zwar gute Jäger und Kämpfer, ansonsten aber unzivilisierte Barbaren. Und diese Botschaft hat für Langschläfer bis heute ihre Gültigkeit bewahrt. Wer in unserer Gesellschaft dazugehören möchte, der muss erfolgreich sein, und das geht nach landläufiger Meinung nur dann, wenn man morgens früh aufsteht.

Sie denken anders? Glauben Sie wirklich? Dann machen Sie doch spaßeshalber mal diesen Assoziationstest: Formen Sie aus den zwölf folgenden Wörtern, ohne lange nachzudenken, zwei Gruppen mit jeweils sechs Wörtern:

Student, Langschläfer, Manager, Hartz-IV-Empfänger, Frühaufsteher, Bankier, Pünktlich, Erfolglos, Gepflegt, Langhaarig, Erfolgreich, Durchgeknallt

Bei über 90 Prozent aller Befragten lautet das Ergebnis:
- Student, Langschläfer, Hartz-IV-Empfänger, Erfolglos, Langhaarig, Durchgeknallt
- Manager, Frühaufsteher, Bankier, Pünktlich, Erfolgreich, Gepflegt

Dabei wird die einfachste Lösung dieser Aufgabe schlichtweg übersehen. Man könnte nämlich genauso gut die ersten sechs der zwölf Wörter in einer Gruppe von Substantiven und die letzten sechs in einer Gruppe von Adjektiven zusammenfassen. Stattdessen macht man lieber einmal wieder die Langschläfer schlecht.

Vorurteile können hartnäckig sein. Es gibt unzählige davon, die immer noch zum »Allgemeinwissen« gehören, obwohl sie längst widerlegt wurden. Auch die Annahme, dass unsere Gesellschaft in der Mehrzahl aus Frühaufstehern besteht, gehört dazu. Sicher, wenn man zwischen zwangsweisen und echten Frühaufstehern nicht unterscheidet, könnte man tatsächlich den Eindruck bekommen, von lauter Frühaufstehern umgeben zu sein. Mit der gleichen Logik könnte man allerdings auch behaupten, jeder, der sich kein Auto leisten kann, sei ein Umweltschützer!

Mehrere chronobiologische Studien haben mittlerweile belegt, dass die echten Frühaufsteher definitiv in der Minderheit sind. Doch das ändert nichts an der Tatsache, dass die frühen Vögel nach wie vor der Gesellschaft ihren ungesunden Stempel aufdrücken. Ganz Deutschland singt seit Jahrhunderten ein Loblied auf den frühen Morgen, und das meine ich jetzt nicht nur bildlich. Mit genretypisch grenzdebilem Botoxlächeln ziehen

Schlagerbarden immer noch »im Frühtau zu Berge« und merken dabei nicht, wo der Schuh eigentlich drückt. Und schlimmer: Der größte Teil des Publikums merkt es ebenfalls nicht. In Bezug auf wirksame Öffentlichkeitsarbeit haben Langschläfer also noch einiges nachzuholen. Gerade auf musikalischem Terrain sollte es doch möglich sein, die Frühaufsteher-Fraktion auszustechen. Aber alle bisherigen Versuche sind in Deutschland nicht gerade überzeugend verlaufen. 1979 schafften es die Jungs von Truck Stop mit ihrem Langschläfer-Song »Take it easy, altes Haus« bis auf den zweiten Platz der deutschen Grand-Prix-Vorentscheidung. Ein eher bescheidener Erfolg, und trotzdem gilt dieses Lied noch heute als die deutsche Langschläfer-Hymne schlechthin. Ist das nicht beschämend?

Noch beschämender sind die unzähligen Synonyme für »Langschläfer«, die man sich im Lauf der letzten Jahrhunderte hat einfallen lassen. Während man nachweislich ab dem 14. Jahrhundert den Namen »Frühauf« (Früauff, Vrohuf, Vruhuf, Vrubrod) als ehrenden Übernamen für einen fleißigen Frühaufsteher, zum Beispiel einen Bäcker, benutzte, haben die Bezeichnungen für Langschläfer allesamt die entgegengesetzte Absicht: Sie sollen kränken. Im Fränkischen beispielsweise nennt man einen Langschläfer einen »daaben Düdl«, wobei »daab« von »taub« kommt und »düdl« von »besoffen«. Im Badischen heißt es »Schloofer« oder »Schnarchzapfe«, im Schwäbischen »Hembdglunki«, im Nordsächsischen »Drimzochel«, im Oberpfälzischen »Nazer« und auf Kölsch sagt man zu einem Langschläfer »Ül«, also Eule. Gegen den Vergleich mit einer nachtaktiven Eule wäre ja eigentlich nichts einzuwenden, würde man mit dem gleichen Wort in Köln nicht auch Dummköpfe und hässliche Frauen titulieren.

Es wird höchste Zeit, dass sich einmal jemand die Mühe macht, eine Landkarte für Langschläfer zu erstellen. Ein Verzeichnis aller Gebiete, in denen man als Freund des geruhsamen Morgens mit besonders unverschämten Ausdrücken konfrontiert wird. Wenn alle Langschläfer diese Gebiete dann konsequent meiden, würden die Bewohner solcher No-go-Areas schnell merken, wie viele Langschläfer es tatsächlich gibt und welche Wirtschaftskraft diese Langschläfer haben. Dann hätten auch die Kölner bald nichts mehr zum Klüngeln, da bin ich mir sicher!

Aber egal, wie sehr man auch beschimpft wird, es ändert nichts daran, dass die Formel »früh = Erster = Gewinner« in vielen Situationen des menschlichen Daseins nicht zutrifft. Da muss man noch nicht einmal anzüglich werden. Eine Frühgeburt, beispielsweise, ist eine ziemlich gefährliche Art, das Licht der Welt zu erblicken. Doch die »frühen Vögel« zwitschern ungeachtet dessen weiterhin Siegeshymnen. Bestes Beispiel dafür ist die Imagekampagne des Landes Sachsen-Anhalt mit dem Titel: »Wir stehen früher auf! Sachsen-Anhalt«. In dieser Kampagne rühmt man sich einer Forsa-Umfrage, welche herausgefunden haben will, dass Menschen in Sachsen-Anhalt durchschnittlich um 6.39 Uhr und damit neun Minuten früher aufstehen als der Rest der bundesdeutschen Bevölkerung. Als Langschläfer kann man den Bewohnern Sachsen-Anhalts nur sein aufrichtiges Beileid aussprechen. Sowohl für das frühe Aufstehen wie auch für die gesamte Werbekampagne, die knapp 2,5 Millionen Euro gekostet hat. Wer so wirbt, gehört definitiv nicht zu den Gewinnern. Oder um bei den Sprichwörtern zu bleiben: »Es ist nicht alles Gold, was glänzt!« Nicht umsonst belegt gerade Sachsen-Anhalt einen der ersten Plätze in der Liste der tödlichen Herzinfarkte.

Kommen wir noch einmal zurück auf den anfangs erwähnten Neid der zwangsweisen Frühaufsteher. Von Menschen also, die jeden Morgen mithilfe eines Weckers ihre Schlafphase plötzlich und brutal beenden müssen. Grob geschätzt kann sich nur ein Zehntel der deutschen Bevölkerung den Luxus des täglichen Ausschlafens leisten. Rechnen wir zu diesen 10 Prozent noch 20 Prozent echte Frühaufsteher (wobei diese Zahl schon hoch gegriffen ist), dann bleiben ganze 70 Prozent an neidischen Mitmenschen übrig. Doch statt die Verhältnisse und damit die Ursache ihres Neides zu ändern, ergehen sich diese Menschen in Schmähung und übler Nachrede.

Anstatt ihrem Wunsch, morgens auszuschlafen, das nötige Gehör zu verschaffen, sind die komplexbeladenen Frühaufsteher den ganzen Tag damit beschäftigt, Langschläfer in den Dreck zu ziehen. Eine mehr als zweitausend Jahre alte psychologische Falle, aus der schnellstmöglich ein Ausweg gefunden werden muss. Denn Neid ist keine adäquate Antwort auf Unrecht. Wenn mein Nachbar jeden Tag Kuchen isst und ich kann mir nur Brot leisten, hilft mir doch Lästern nichts. Kein Gerede über Nachbars Sucht nach Süßem wird mich satt machen. Es gibt nur zwei Auswege aus diesem Dilemma: Entweder ich lerne selbst backen oder ich kämpfe dafür, dass Kuchen in Zukunft genauso viel kostet wie Brot. Für alle übermüdeten Frühaufsteher, die das jetzt immer noch nicht verstanden haben, hier noch einmal Klartext: Entweder ihr sucht euch einen Job, der euch ermöglicht auszuschlafen, oder ihr helft mit, die Gesellschaft so zu verändern, dass jeder in der Lage ist auszuschlafen! Kapiert?

Darüber hinaus muss endlich Schluss sein mit dem Vorurteil »Langschläfer = Faulenzer = Schmarotzer«. Ein Mensch, der morgens lange schläft, ist nicht zwangsläufig ein »Drückeberger«. Im Gegenteil: Viele Langschläfer arbeiten länger als ihre ach so ausgeschlafenen Kollegen. Und da sie damit erst beginnen, wenn Geist und Körper wirklich leistungsfähig sind, sind sie dabei wesentlich effektiver. Ein prominentes Beispiel hierfür ist Facebook-Gründer Mark Zuckerberg. Dieser Mann ist ausgesprochen konsequenter Langschläfer, der auch bei wichtigen Terminen zuerst ans Ausschlafen denkt und daraus keinen Hehl macht. Geschäftsbesprechungen am frühen Morgen sind für ihn tabu. Trotzdem hat der gnadenlose Langschläfer ein weltumspannendes Unternehmen gegründet, welches auf bis zu sagenhafte 100 Milliarden Dollar geschätzt wird. Niemand wird ernsthaft behaupten, dass Mark Zuckerberg ein fauler Mensch ist. Und dennoch hat auch er immer wieder mit den gängigen Vorurteilen zu kämpfen. Als kleines Beispiel sei hier die Verweigerungshaltung der legendären Investment-Gesellschaft Sequoia Capital erwähnt. Deren Vertreter waren von Zuckerbergs konsequent gelebtem Langschläfertum so erschreckt, dass sie sich gegen die zuvor ausgehandelte Finanzspritze für Facebook entschieden. Im Rückblick eine schwerwiegende Fehleinschätzung, über die sich die Verantwortlichen bei Sequoia Capital wahrscheinlich heute maßlos ärgern. Und das ist auch gut so, denn es ist höchste Zeit, dass auch in Managerkreisen endlich klar wird: Man kann und darf Menschen nicht nach ihrem Schlafrhythmus beurteilen!

Zum Schluss noch ein letzter Appell an alle zwangsweisen Frühaufsteher: Lasst euch nichts einreden! Frühaufstehen ist kein natürliches menschliches Verhalten, das zeigt allein die Tatsache, dass man zum morgendlichen Wachwerden einen Wecker benötigt. Steht endlich auf oder besser gesagt: Bleibt liegen und zeigt dem Rest der Welt, dass euch der frühe Vogel mal gernhaben kann! Denn wenn alle Langschläfer zu ihren Bedürfnissen stehen, wird schon bald ein anderer Wind wehen. Dann werden alle Langschläfer erleben, dass man sich nicht mehr über sie, sondern über Frühaufsteher und ihr gesundheitsschädliches Treiben lustig macht. Eine Zeit, in der jeder verstehen wird, warum der Übergang zwischen Nacht und Tag »Morgengrauen« heißt und in der niemand mehr »Im Frühtau zu Berge« zieht. Und was bisher nicht einmal für eine Grand-Prix-Nominierung gereicht hat, wird dann der Lyrik eines Goethe oder Schiller gleichgesetzt werden: »Take it easy, altes Haus, mach dir nichts draus und schlaf dich erst mal richtig aus – bleib zu Haus. Morgenstund hat Gold im Mund, doch damit siehst du auch nicht besser aus.«

Von Eulen und Lerchen – das Langschläfer-Gen

Hurra, die Wissenschaft hat endlich bewiesen, was die Mehrheit der Bevölkerung schon lange weiß: Es gibt Menschen, denen ist es ein Graus, morgens früh aufzustehen!

Und jetzt? Bekommen alle Langschläfer ein Gesundheitszeugnis mit dem Warnhinweis »VORSICHT, DARF NICHT GEWECKT WERDEN!«? Natürlich nicht. Die Diagnose »Langschläfer« ist so wertvoll wie ein kleines Steak: Sie klingt zwar gut, nur hat man nicht viel davon. Auch als diplomierter Langschläfer ist man vor dem täglichen Frühaufsteher-Wahnsinn unserer Gesellschaft nicht geschützt. Aber beginnen wir die Geschichte von vorn: Sogenannte Chronobiologen haben in den letzten Jahren eine Reihe von Genen bestimmen können, die für unsere innere Uhr verantwortlich sind. Dadurch hat man ein für alle Mal geklärt: Spätes Aufstehen ist keine schlechte Angewohnheit, sondern durch Gene determiniertes Verhalten. Oder um es einfacher auszudrücken: Langschläfer folgen ihrer ureigenen Natur, wenn sie morgens lieber ausschlafen, statt mit den frühen Vögeln auf Wurmfang zu gehen. Diese genetisch bedingten Langschläfer nennt man »Eulen«, ihre früh aufstehenden Gegensätze »Lerchen«. Durch die Befragung von mehr als 80 000 Menschen wollen die Chronobiologen festgestellt haben, dass es insgesamt mehr Eulen als Lerchen gibt. So weit die guten Nachrichten, hier kommen die schlechten: Die gleiche Befragung ergab, dass der überwiegende Teil unserer Gesellschaft freiwillig morgens zwischen 8 und 9 Uhr aufsteht. Doch wenn man sich anschaut, wie diese Daten erhoben wurden, wird einiges klar. Die Frage an die Teilnehmer der Untersuchung lautete nämlich »Wann gehen Sie normalerweise an freien Tagen ins

Bett und wann wachen Sie normalerweise an freien Tagen auf?« Die Urheber dieses Fragebogens scheinen also allen Ernstes davon auszugehen, dass ein bereits in der Schulzeit jahrelang missbrauchter Schlafrhythmus noch etwas mit »Normalität« zu tun hat. Das wäre genau so, als würde man einen Kanarienvogel nach jahrelanger Käfighaltung auswildern, um anschließend in einer wissenschaftlichen Abhandlung festzustellen: »Der Kanarienvogel ist ein flugunfähiges Tier.«

Wer weiß, vielleicht bekamen besagte Wissenschaftler einfach selbst nicht genug Schlaf, bevor sie ihre seltsamen Ergebnisse veröffentlichten. Ein schlauer Mensch hat die Auswirkungen von zu wenig Schlaf nämlich einmal schön auf den Punkt gebracht: »Zu wenig Schlaf macht dick, dumm und krank.« Dick, weil der Körper im Schlaf das appetithemmende Hormon Leptin ausschüttet und man somit weniger isst, je mehr man schläft. Dumm, weil zu wenig Schlaf das Gedächtnis und die Lernfähigkeit beeinträchtigt. Und krank, weil unser Körper die meisten immunaktiven Stoffe produziert, während wir uns im Reich der Träume wähnen. Das kann man sogar messen: Laut einer experimentellen Studie der Carnegie Mellon University in Pittsburgh bringen weniger als sieben Stunden Schlaf ein dreifach erhöhtes Risiko auf eine Ansteckung mit Rhinoviren mit sich, eine darüber hinaus verminderte Schlafqualität verfünffacht das Erkältungsrisiko! Gravierender: Neben Übergewicht und Bewegungsmangel ist fehlender Schlaf einer der Hauptauslöser für Diabetes Typ 2, landläufig auch »Alterszucker« genannt. Dann doch lieber die Erkältung. Schließlich kann man damit zum Arzt gehen, sich krankschreiben lassen und eine kurze Pause vom früh aufstehenden Dasein nehmen. Das ist ja noch einigermaßen gerecht. Ungerecht hingegen ist es, wenn man sich sein ganzes Arbeitsleben lang frühmorgens aus der Kiste gequält hat, um im Rentenalter permanent auf seine Ernährung achten zu müssen. Und ausschlafen kann man dann aufgrund seniler Bettflucht wahrscheinlich schon lange nicht mehr.

Es wird höchste Zeit, dass man die Menschen aufklärt, dass man ihnen sagt, was sie sich antun, wenn sie nicht auf ihren eigenen Schlafrhythmus achten. In anderen Bereichen funktioniert das doch auch. Bei Zigaretten beispielsweise wird in übergroßen Buchstaben auf die Folgen des Rauchens hingewiesen. Und auf jedem Medikamenten-Beipackzettel führt man Nebenwirkungen auf, selbst wenn sie bei nur einem von tausend Patienten auftreten. Von den Nebenwirkungen des frühen Aufstehens ist flächendeckend über die Hälfte aller Menschen betroffen und trotzdem wird nirgends davor gewarnt. Dieser Missstand muss behoben werden! Bei Arbeitsbeginn vor 10 Uhr morgens sollte man in jedem Arbeitsvertrag nicht im Kleingedruckten, sondern ähnlich wie auf Zigarettenschachteln in großen Lettern lesen können:

FRÜHES AUFSTEHEN RUINIERT IHRE GESUNDHEIT!

FRÜHAUFSTEHER STERBEN FRÜHER!

FRÜHAUFSTEHEN LÄSST IHRE HAUT ALTERN!

FRÜHAUFSTEHEN KANN DIE SPERMATOZOEN
SCHÄDIGEN UND SCHRÄNKT
DIE FRUCHTBARKEIT EIN!

FRÜHES AUFSTEHEN FÜGT IHNEN UND
DEN MENSCHEN IN IHRER UMGEBUNG
ERHEBLICHEN SCHADEN ZU!

Der eine oder andere wird jetzt wahrscheinlich denken: »Das ist aber ganz schön überzogen. Früher hat das doch auch niemandem geschadet, schließlich sind unsere Vorfahren mit den Hühnern ins Bett und mit dem Hahn wieder raus aus den Federn!« Mag sein, aber das ist verdammt lange her und zu dieser Zeit gab es noch kein elektrisches Licht, keine Fernseher, keine Computer, keine Playstation, keine Diskotheken, kurz gesagt: Nach Sonnenuntergang war es grottenlangweilig, also verkrümelte man sich lieber ins Bett. So kam man in der kürzesten Nacht zur Sommersonnenwende immerhin noch auf sieben Stunden Schlaf, zur Wintersonnenwende hingegen auf fast 17 Stunden.

Heutzutage bedeutet der Sonnenuntergang, Thomas Alva Edison sei Dank, keine Einschränkungen mehr. Unsere Möglichkeiten sind bei Nacht genauso vielfältig wie während des Tages und daher macht es auch keinerlei Sinn, unsere heutigen Schlafgewohnheiten mit denen von Menschen zu vergleichen, die vor hundert oder mehr Jahren diesen Planeten bevölkerten. Denn damals lebte man in einer Gesellschaft, in der die Natur vorgab, wie der tägliche Rhythmus auszusehen hatte. Bei der Nutzviehhaltung gaben die tierischen Frühaufsteher den Ton an, ergo musste auch der Mensch früh raus. Aber heute? Warum öffnet ein Supermarkt bereits um 8 Uhr? Müssen die dort ihre Hühner füttern? Oder die Banken – verweigert der Goldesel seinen Dienst, wenn man ihm nicht frühmorgens den Stall ausmistet? Nein, es gibt tatsächlich keinen rationalen Grund, warum unsere Gesellschaft jeden Morgen aufs Neue ihre Aktivitäten gesundheitsschädlich früh aufnimmt.

Es gäbe aber jeden Morgen genügend Gründe auszuschlafen, das weiß jeder, der sich nach einer guten Portion Schlaf aus dem Bett erhebt. Man fühlt sich erfrischt und gestärkt und kann entspannt dem Tag entgegensehen. Und trotzdem ist sich die Wissenschaft bis heute nicht einig darüber, warum Mensch und Tier überhaupt schlafen. Man möchte den Forschern am liebsten zurufen: »Versucht es doch einmal selbst und ihr werdet merken, wie gut Schlaf euch bekommt!«

Stattdessen wird gemessen und getestet und eine gelehrte Abhandlung nach der anderen verfasst. Am Ende bleibt Einigkeit über den Nutzen, aber Uneinigkeit über die Gründe des nächtlichen Schlummers. So weiß man mittlerweile zwar um den regenerativen Aspekt des Schlafs, wundert sich aber, warum das Bewusstsein dabei abgeschaltet wird, da die gleichen Effekte wohl auch bei einfachem Ruhen erzielt werden könnten. Man geht daher davon aus, dass das Schlafen weit mehr bewirkt, als auf den ersten Blick ersichtlich ist. Ein Beispiel hierfür ist die psychische Verarbeitung von Erlebnissen. Das Gehirn wird bei diesem Prozess von unwichtigen Informationen »gereinigt«, neue Erfahrungen werden eingeordnet und positive wie negative Erlebnisse in Form von Träumen verarbeitet. Eine Weisheit, die wahrscheinlich so alt ist wie die Menschheit selbst: Manche Dinge muss man erst einmal überschlafen, um sich ein klares Urteil bilden zu können.

Auch die folgenden positiven Effekte kennt jeder ausgeschlafene Mensch aus eigener Anschauung. Für die Frühaufsteher und Schlafverneiner unter uns hat die Wissenschaft aber noch einmal eindeutig nachgewiesen: Schlaf unterstützt das Immunsystem, Schlaf fördert die Wundheilung, Schlaf erhöht den Stoffwechsel, Schlaf ist ein Jungbrunnen und wer sich ausreichend Schlaf gönnt, bleibt auch im hohen Alter fit und agil. Warum lässt man sich all dies »freiwillig« wegnehmen?

Wie gemein muss dieser »freiwillige« Schlafentzug auf all jene wirken, die mit ihrem eigenen Körper um jede Minute Schlaf ringen müssen? Für viele Menschen in den westlichen Industrienationen ist und bleibt gesunder Schlaf ein Wunschtraum. Die Ursachen dafür sind ebenso vielfältig wie die Auswirkungen. Menschen beispielsweise, die an Schlafapnoe leiden, können so lange schlafen, wie sie wollen. Weil sie in der Nacht nicht ausreichend mit Sauerstoff versorgt wurden, werden sie trotzdem den ganzen Tag über an Müdigkeit leiden. Ähnliches bewirkt das

Restless Legs Syndrome. Diese nächtliche Beinaktivität führt zu verminderter Schlafqualität und diese wiederum zu ausgeprägter Müdigkeit während des Tages. Von solch harmloser Müdigkeit können Menschen mit letaler familiärer Insomnie hingegen nur träumen. Diese Erkrankung ist zwar sehr selten, dafür umso brutaler und trifft als Erbkrankheit zumeist Menschen zwischen dem 40. und 60. Lebensjahr. Verursacht wird sie durch ein mutiertes Prionenproteingen, welches dem Erkrankten im wahrsten Sinne des Wortes den Schlaf raubt und ihm dadurch unheilbar innerhalb eines Jahres den sicheren Tod bringt. In Anbetracht dieser Tatsachen sollte sich jeder, der morgens mithilfe eines Weckers aus Morpheus' Armen flieht, schämen!

Nachdem man sich ausreichend geschämt hat, sollte man noch einmal genau nachdenken. Besonders, dass die zuletzt erwähnte Schlafstörung tatsächlich zum Tode führt, muss einen doch aufhorchen lassen. Denn im Klartext heißt das: Zu wenig Schlaf ist lebensgefährlich! Und wenn man jeden Morgen früh aufstehen muss, kommt man definitiv nicht dazu, ausreichend zu schlafen. Das tägliche frühe Aufstehen führt unvermeidbar zu chronischem Schlafmangel. Die Folgen: Müdigkeit, Reizbarkeit, Kopfschmerzen, Infektanfälligkeit, Gedächtnislücken, Muskelschmerz, Wassereinlagerungen, Fettleibigkeit, Altersdiabetes, Herzerkrankung – und letztendlich auch der Tod.

Atmen wir kurz kräftig durch und kommen noch einmal zurück zur eingangs erwähnten Unterteilung in Eulen und Lerchen. Denn welche Tiere haben sich die Genforscher eigentlich ausgesucht, um die verschiedenen Schlaftypen zu unterscheiden?

Schon im alten Griechenland galt der Ruf einer Eule als schlechtes Vorzeichen. Noch heute schreibt ihr der volkstümliche Aberglaube viele negative Eigenschaften zu. So soll ihr Ruf, bei Tage vernommen, eine Feuersbrunst oder eine Seuche vorhersagen, bei Nacht den bevorstehenden Tod ankündigen. Die Lerche hingegen könnte weitläufig als »unauffällig« bezeichnet werden, wäre da nicht ihr stimmungsvoller Gesang, der alle Zuhörer in ihren Bann zieht.

Ist das ein Zufall? Hier ein aasfressender, dämonischer Unglücksbringer, dort ein zierliches Wesen mit zauberhaftem Gesang? Hier der böse Langschläfer, der sich nicht im Griff hat und seiner hässlichen Natur nachgeben muss, dort der Frühaufsteher, welcher Morgen für Morgen der Welt beweist, dass das Gute im Menschen siegen kann?

Das könnte den Schlafhassern dieser Welt so passen! Der Kampf der Symbole ist aber noch lange nicht entschieden! Vielleicht heulen Eulen wirklich, aber wenn sie es tun, dann nur angesichts dieser subtilen Hetzkampagnen. Seien wir weise wie die sprichwörtliche Eule und erinnern uns an Friedrich von Hagedorns Worte, der schon um 1750 erkannte:

> *Der Uhu, der Kauz und zwo Eulen*
> *Beklagten erbärmlich ihr Leid:*
> *Wir singen; doch heißt es, wir heulen.*
> *So grausam belügt uns der Neid!*

Eigentlich wissen die Frühaufsteher und Schlafverhinderer dieser Welt genau, dass die Langschläfer die besseren Argumente haben. Doch warum ändert sich nichts? Warum huldigen wir immer noch einem langweiligen kleinen Insektenfresser? Wahrscheinlich, weil es unter uns zu viele neidische Lerchen gibt, die nicht einsehen wollen, dass ihr lebenslanges, früh aufstehendes Martyrium absolut sinnlos war. Aber gerade deswegen muss man immer und immer wieder sagen: Langschläfer wehrt euch! Lasst euch euren Schlaf nicht rauben! Schlafentzug ist kein Bagatelldelikt! Schlafentzug ist nicht umsonst eine Foltermethode, die auch heute noch von vielen Terrorregimen angewandt wird, um das klare Denken der Opfer zu unterbinden und ihren Willen und ihre Widerstandskraft zu brechen.

Aber was ist, wenn wir selbst in einem Terrorregime leben? Wenn der kollektive Schlafentzug keine zufällige Begleiterscheinung des Frühaufsteher-Wahnsinns ist, sondern das Ziel? Macht man uns vielleicht mit »normalem« Schlafentzug so gaga, dass man uns einfacher regieren kann? Und schlafen die Mächtigen unseres Landes heimlich vielleicht sogar länger, um selbst nicht zu verblöden, und gaukeln uns ihr Frühaufstehertum nur vor? Möglich. Vielleicht. Doch bevor wir zu den Waffen greifen, sollten wir uns über diesem letzten Gedanken vielleicht doch noch einmal kräftig ausschlafen.

Monday Morning Blues – der schlimmste Tag der Woche

Der Montag ist für die meisten Menschen ein Untag, ein Gräuel, ein einziger Horrortrip. Das frühe Aufstehen fällt dann noch schwerer als an anderen Tagen, und das hat vielfältige Gründe. Zum einen hat man am Wochenende eine kleine Ahnung davon bekommen, wie unbeschwert das Leben sein könnte, würde man die Kontrolle über seinen Schlafrhythmus nicht »Sachzwängen« überlassen. Am Wochenende leben die meisten Menschen ungeniert ihr Langschläfertum aus, um dann mit dem ersten Weckerklingeln am Montagmorgen wieder der harten Realität ins Auge zu blicken. Regelmäßig führt das zu einem furchtbaren Schock, der auch noch den ganzen Tag anhält. Dafür sorgt ein Hormon namens Cortisol, welches unseren Stoffwechsel steuert. Zweimal Ausschlafen am Wochenende reicht aus, um die Ausschüttung dieses wichtigen Botenstoffes um einige Stunden nach hinten zu verschieben.

Darüber hinaus dauert es von Montagmorgen ganze fünf Tage, bis man sich am Wochenende den schönen Dingen des Lebens zuwenden und endlich wieder ausschlafen kann. Bis dahin heißt es, Zähne zusammenbeißen, durchhalten und sich jeden Morgen aus der Kiste quälen. Wie sehr die Vorstellung der kommenden fünf Arbeitstage vor allem auf Menschen im öffentlichen Dienst lastet, kann jeder bestätigen, der schon einmal an einem Montag ein beliebiges Amt besucht hat. Als Bittsteller hat man an diesem Tag keine guten Karten. Wer das nicht glaubt, kann gern einen Selbstversuch starten und an einem Montagmorgen seinen Pass verlängern lassen, ein Auto ummelden oder aus der Kirche austreten. Er wird feststellen, dass er viel länger warten muss als an irgendeinem anderen Tag der Woche und um einiges unfreundlicher behandelt wird. Man sollte das Ganze aber nicht persönlich nehmen, denn auf der anderen Seite des Schreibtisches sitzt höchstwahrscheinlich ein Mensch, der für seine Aufgaben, unausgeschlafen wie er ist, einfach mehr Zeit braucht. Und da der Grund seines frühen Arbeitsbeginns direkt vor ihm sitzt, kann man ihm auch in Sachen Freundlichkeit keine echten Vorwürfe machen.

Für das Phänomen des unausgeschlafenen Montagmorgens und all seiner negativen Auswirkungen gibt es seit geraumer Zeit einen stehenden Begriff: *Monday Morning Blues*.

Den wenigsten Menschen ist wohl montagmorgens zum Singen zumute, und sicher packt auch niemand am Arbeitsplatz die Gitarre aus und seufzt »Yes Babe, I've got the Blues« oder, deutsch: »Mann, bin ich niedergeschlagen«. Und doch trifft der *Monday Morning Blues* den Nagel auf den Kopf. Erfunden Anfang des 19. Jahrhunderts von Sklaven im Mississippidelta, ist Blues der ideale Soundtrack für den schlimmsten aller Wochentage: drei einfache Akkorde, die über zwölf Takte lang stoisch wiederholt werden, dazu Texte, die von zu wenig Geld, zu wenig Liebe und zu wenig Glück berichten – eine gelungene Vertonung montagmorgendlicher Arbeitsmonotonie.

Der *Monday Morning Blues* beschränkt sich aber keinesfalls auf den öffentlichen Dienst. Wer einmal seinen Blick geschärft hat, findet zu Wochenbeginn missmutige Menschen in allen Bereichen sozialen Lebens. Es scheint, als gäbe es eine universelle Bocklosigkeit, die weder an Alter, Herkunft, Hautfarbe noch Bildung gebunden ist. Wenn man davon ausgeht, dass alle, also auch studierte Ärzte, Anwälte und Atomphysiker, montagmorgens ihr Wochentief haben:

Müsste es dann nicht gerade montags immer wieder zu schwerwiegenden Fehlern mit weitreichenden Folgen kommen? Sollten die Zeitungen dienstags nicht dicker sein als an den anderen Wochentagen, weil sie über all die Unglücksfälle des verschlafenen Vortages berichten? Dass uns nicht regelmäßig montags die AKWs um die Ohren fliegen, verdanken wir vermutlich der Tatsache, dass in einem Atomkraftwerk, genauso wenig wie in einem Krankenhaus oder einer anderen lebenswichtigen Institution das Wochenende eine Rolle spielt. Die Menschen, die dort arbeiten, haben nicht unbedingt samstags und sonntags frei, von daher ist der Montag für sie auch nicht so deprimierend und von ihnen geht wohl kein Sicherheitsrisiko aus. Bei Ärzten gilt das allerdings nur für diejenigen, die in Krankenhäusern arbeiten. Der Diagnose eines niedergelassenen Mediziners würde ich an einem Montag genauso wenig trauen, wie ich auf die Idee käme, mir montags in einer Privatklinik Fett absaugen oder die Nase richten zu lassen. Auch den Rat meines Anwaltes suche ich lieber zwischen dienstags und freitags. Egal was für einen ausgeschlafenen Eindruck er mir sonst auch machen mag, an einem Montag trau ich ihm nicht über den Weg.

Denn es liegt eben nicht am Bildungsgrad, wie mies man sich montagmorgens fühlt, sondern einzig und allein am verwirrten Biorhythmus. Daran kann auch kein Hochschulstudium etwas ändern. Das wird am deutlichsten, wenn man sich einmal zu Wochenbeginn an einer Universität umschaut. Vor Einführung der Bachelor- und Master-Studiengänge herrschte dort am frühen Montagmorgen gähnende Leere. In den Seminaren und Vorlesungen saßen höchstens ein paar Streber, die gar nicht merkten, wie widerwillig ihr Professor gerade unterrichtete. Heutzutage ist es montags dort zwar genauso überfüllt, wie an anderen Wochentagen, aber zu den widerwillig lehrenden Professoren gesellt sich nun eine große Zahl ebenso widerwillig lernender Studierender. Wen sollte das auch wundern? Die künftige Bildungselite unseres Landes besteht schließlich nicht aus Robotern, es sind normale Menschen mit normalem Biorhythmus – und ganz normalem *Monday Morning Blues*.

Dabei sollte der Montag oder Mondtag, der *dies lunae*, doch eigentlich ein Festtag sein, ein Feiertag zu Ehren der Mondgöttin Luna. Jener Göttin, die uns Langschläfern besonders nahesteht, spendet sie doch für unsere nächtliche Aktivität freundlicherweise ihr Licht. Darüber hinaus ist sie ein extremes, aber leuchtendes Vorbild in Sachen Schlafverhalten. Sie legt sich schließlich schlafen, sobald ihr Bruder, der Sonnengott, sein Haupt erhebt, und steht meistens erst wieder auf, wenn dieser nicht mehr zu sehen ist. Dasselbe sollte eigentlich jeder an ihrem Ehrentag tun: Schlafen, so lange es nur irgend geht. Anstatt dessen muss man Montag für Montag feststellen, dass das Wochenende wieder viel zu kurz war und die ganze Plackerei von vorn losgeht.

Übrigens war der Montag nicht immer der erste Tag der Woche. Bis vor Kurzem, genauer gesagt bis 1976, begann die Woche bereits am Sonntag. Das Deutsche Institut für Normung hat dem jedoch in aller Gründlichkeit ein Ende gesetzt. Mit der Einführung der DIN 1355 wurde der Montag zum ersten Tag der Woche und damit gleichsam Vorbild für alle anderen Werktage. Von daher scheint es besonders wichtig, dass man sich montagmorgens kollektiv aus dem Bett quält. Wo kämen wir denn hin, wenn man das Wochenende etwas ausdehnen würde, wenn sich unsere Gesellschaft mit ihrer gewohnten Geschäftigkeit bis zum Montagmittag Zeit lassen würde? Am ersten Werktag der Woche hat jeder ein klares Bekenntnis zu Strebsamkeit und Fleiß abzugeben. Wer dabei nicht mitmacht, wird misstrauisch beobachtet.

Dabei war es in kleinen Handwerksbetrieben bis vor einigen Jahrzehnten noch gang und gäbe, die Woche langsam beginnen zu lassen. Am »blauen Montag« arbeitete man nur mit halber Kraft, fing erst später an oder ging überhaupt nicht zur Arbeit, so wie es die Frisöre, viele Gastronomiebetriebe und Museen heute noch handhaben. Vom »blauen Montag« stammt auch unser heutiges »Blaumachen« ab und trotzdem, oder vielleicht gerade deswegen, gerät diese schöne Tradition immer mehr in Vergessenheit. Dabei zeigt doch das Beispiel der Frisöre, dass es der Volkswirtschaft nicht schadet, wenn ein ganzer Wirtschaftszweig einen Tag lang »blau« macht. Was würde es kosten, auf etwas betriebsame Hektik zu verzichten, um stattdessen der Mondgöttin ein bisschen Schlaf zu opfern? Wahrscheinlich würde man sogar Geld sparen, weil plötzlich alle viel gesünder leben. Denn die Folgen von zu wenig Schlaf sind, wie im letzten Kapitel gesehen, aus medizinischer Sicht verheerend.

Doch wider jegliches bessere Wissen hält man an dieser ungesunden Lebensweise fest. Da stellt sich doch zwangsläufig die Frage, woher die Idee eigentlich kommt, die Woche in sieben Tage zu unterteilen und den Menschen an den letzten beiden davon etwas mehr Freizeit einzuräumen. Die Zusammenfassung von sieben Tagen zu einer Einheit namens »Woche« resultiert aus der Länge einer der vier Mondphasen (Neumond, zunehmender Mond, Vollmond, abnehmender Mond) und es gibt sie wahrscheinlich so lange, wie die Menschheit diesen Erdtrabanten beobachtet. Die Aufteilung in Werktage einerseits und den Sonntag andererseits entstammt der jüdisch-christlich-muslimischen Tradition. In Anlehnung an das Vorbild Gottes, der unsere Welt angeblich in sechs Tagen geschaffen hat, um sich am siebten Tag von den Strapazen auszuruhen, durfte der Mensch lange Zeit ebenfalls nur am letzten Tag der Woche ein bisschen entspannen. Der Aufklärung und den Gewerkschaften haben wir es zu verdanken, dass daraus im Lauf des letzten Jahrhunderts zwei Tage Freizeit wurden. Ein deutlicher Fortschritt, denn so sind die meisten Menschen an fast einem Drittel ihrer Lebenszeit tatsächlich ausgeschlafen. Dies sollte allerdings niemanden bremsen, auch für die anderen zwei Drittel einen selbstbestimmten Schlafrhythmus einzufordern. Am Morgen sollte der Mensch ruhen und sowohl dem Körper wie auch dem Geist genügend Zeit einräumen, wach zu werden. Das schuldet er sowohl sich selbst wie auch seinen Mitmenschen. Sagen Sie das dem Mitarbeiter, der Ihnen beim nächsten Behördengang an einem Montagmorgen unfreundlich gegenübersitzt. Oder besser noch: Geben Sie ihm keinen Grund, warum er frühmorgens anfangen muss, und besuchen Sie Behörden, Geschäfte und andere Dienstleistungsbetriebe erst zu einer menschenwürdigen Uhrzeit! Wenn wir je in einer Gesellschaft aufwachen möchten, in der jeder über seinen Schlafrhythmus selbst bestimmen kann, müssen wir endlich anfangen, dafür zu kämpfen.

Als Erstes gilt es, unsere starre Vorstellung vom »Wochenende« zu überdenken, um die Problematik des *Monday Morning Blues* zu entschärfen. Was macht es für einen Sinn, fast die gesamte Gesellschaft für zwei Tage kollektiv in Urlaub zu schicken, um sie dann pünktlich am frühen Montagmorgen wieder missmutig an ihren Arbeitsplätzen vorzufinden? Auch wenn das Wochenende für Gewerkschafter und gläubige Menschen eine Art heilige Kuh darstellt, die man auf keinen Fall schlachten darf – ein bisschen mehr Flexibilität würde uns in dieser Beziehung allen guttun. Schließlich ist es doch egal, ob der freie Tag an einem Sonntag oder an einem Mittwoch genommen wird. Frei bleibt frei. Und der Nutzen dieser Veränderung dürfte die Nachteile bei Weitem überwiegen. Es gäbe keinen Wochenendverkehr mehr zu beklagen, in der Gastronomie wäre auch unter der Woche etwas los und man könnte endlich wieder an einem Samstagmittag einkaufen gehen, ohne stundenlang in der Schlange an der Kasse anstehen zu müssen. Letztendlich sollte man es also jedem selbst überlassen, an welchem Tag der Woche er arbeiten möchte, wann er gern shoppen geht oder wann er am liebsten zu seinem Gott betet. Die hartnäckige Verweigerung sowohl der Gewerkschaften wie auch der Kirchen in Sachen Wochenendarbeit erklärt sich nur zum Teil durch die konservative Struktur dieser Institutionen. Bei der Kirche zumindest gibt es einen weiteren, nicht ganz uneigennützigen Grund. Zwar spricht man dort immer vom Vorbild des »Herrn«, der gerade am siebten Tag der Woche zu ruhen gedachte, doch wenn man die Bibel zurate zieht, merkt man, dass dies nur die halbe Wahrheit ist: Während im Alten Testament noch der Sabbat, also der Samstag, als himmlischer Ruhetag gilt, haben die Christen ziemlich eigenmächtig den Sonntag zum arbeitsfreien Tag erklärt. Da dies bis heute folgenlos blieb, sollte man meinen, dem lieben Gott sei es relativ gleich, wann geruht wird – Hauptsache, der Mensch gönnt sich überhaupt einmal eine Auszeit. Für die Kirche allerdings wäre eine Individualisierung des Wochenendes mit weitreichenden Konsequenzen verbunden. Sie müsste künftig nicht nur samstags und sonntags, sondern an allen Tagen der Woche einen Gottesdienst anbieten. Angesichts einer immer kleiner werdenden Priesterschaft scheint das jedoch ein Ding der Unmöglichkeit.

Vergessen wir also kurz alle Einwände der Traditionalisten und träumen von einer Welt, in der man auch sonntags seinen Ausweis verlängern lassen kann. Eine Welt, in der man dabei auf einen städtischen Mitarbeiter trifft, der einen schnell und zuvorkommend bedient, weil er jeden Tag ausgeschlafen erst um 12 Uhr seine Arbeit beginnen muss und vielleicht schon am Dienstag wieder freihat. Und er wäre nur einer von vielen. Denn es dürfte jedem einleuchten, dass ausgeschlafene, glückliche Menschen gesünder leben, weniger Drogen konsumieren, aufmerksamer am Straßenverkehr teilnehmen, mehr Mitgefühl für ihre Nachbarn aufbringen und sich generell mehr um ihre Umwelt sorgen. Und wenn es weniger Kranke, Unfälle und Verbrechen gibt, braucht man auch nicht so viele Ärzte, Sanitäter, Anwälte, Richter, Polizisten und all die anderen, die sich tagtäglich mit den Auswirkungen von zu wenig Schlaf herumschlagen müssen. Also noch weniger Arbeit und mehr Freizeit für alle. Fangen wir endlich an, diese perfekte Welt zu erschaffen!

Und bis es so weit ist, quasi als eine Art Erste Hilfe, hier einige Tipps, damit der Wochenstart einigermaßen erträglich bleibt:

1. Wenn Sie Arbeitnehmer sind: Setzen Sie alles daran, Ihren Chef davon zu überzeugen, dass Sie montagmorgens freibekommen müssen. Argumentieren Sie damit, dass Sie bemüht sind, seinem Unternehmen immer 100 Prozent Ihrer Arbeitskraft zu geben, Ihnen dies an einem Montagmorgen jedoch schlichtweg unmöglich ist. Notfalls machen Sie ein paarmal von Sonntag auf Montag durch, um Ihrer Aussage die nötige Glaubwürdigkeit zu verschaffen. Sollte Ihr Chef dennoch uneinsichtig bleiben, suchen Sie sich einen verständnisvollen Arzt, der Ihren Hang zu Depressionen am Montagmorgen nachvollziehen kann und Ihnen regelmäßig mit dem einzig wirksamen Mittel gegen dieses spezielle Leiden Linderung verschafft, dem gelben Schein. Wenn das Ihren Chef noch immer nicht beeindruckt: Besorgen Sie sich einen neuen Job.

2. Falls Sie selbstständig sind: Gehen Sie als leuchtendes Vorbild voran und geben Sie sich und Ihren Mitarbeitern montagmorgens frei. Sowohl Ihre eigene Gesundheit wie die Ihrer Mitarbeiter wird es Ihnen danken und Sie werden feststellen, dass sich dieser Schritt über kurz oder lang auch finanziell für Ihr Unternehmen auszahlt. Wenn Sie nicht gerade eine Fernfahrertankstelle oder einen Kurierdienst betreiben, können Sie die Langschläfer-Freundlichkeit Ihres Unternehmen sogar an die große Glocke hängen und die daraus entstehende PR als kostenlose Eigenwerbung nutzen.

3. Sollten Sie trotz aller Gegenwehr montagmorgens zur Arbeit müssen, gehen Sie alles sehr bedächtig an. Ob im Straßenverkehr, auf dem Bau, in der Kanzlei oder im Büro: Niemand sollte sich im Halbschlaf abhetzen, das ist schlecht für den Blutdruck und erhöht das Unfallrisiko.

4. Machen Sie sich montags eine Freude. Ganz gleich, ob Sie mit Freunden abends ins Theater, ins Kino, ins Bordell oder einfach nur einen trinken gehen – gewöhnen Sie sich an, sich für das Überleben dieses schlimmsten aller Wochentage zu belohnen. Das hebt die Stimmung zumindest ein bisschen und hält eventuelle Gedanken an Selbstmord oder Amoklauf am frühen Morgen in Grenzen.

5. Und last but not least: Legen Sie sich keine wichtigen Termine auf einen Montag, wenn Sie nicht riskieren wollen, Opfer des *Monday Morning Blues* zu werden. Oder kurz gesagt: Egal ob Baugenehmigung oder Brust-OP – nie an einem Montag!

Berlin oder Brunsbüttel – wo Langschläfer besser leben

Porsche-Pilot oder lahme Ente, alle Autofahrer sind gleich! Stimmen Sie dieser Aussage zu?

☐ Ja   ☐ Nein   ☐ Vielleicht

Bei der Umfrage oben würden sicher über 90 Prozent der Befragten zurecht mit einem klaren »Nein« antworten. Was aber, wenn man statt Autofahrern alle Langschläfer über einen Kamm schert? Würden die Menschen bei dem Satz »Alle Langschläfer sind gleich.« ebenfalls widersprechen? Wohl kaum. Vorurteile gegenüber Langschläfern sitzen, wie wir gesehen haben, tief. Dabei ist »Langschläfer« doch nur ein Oberbegriff für das gesunde Schlafverhalten von Menschen unterschiedlicher Charaktere. Wie verschieden die Freunde des geruhsamen Morgens tatsächlich sind, wird anhand der Frage, wo man als Langschläfer am besten wohnt, besonders deutlich. So hat der Vogel- und Hahnenschrei schon so manchen Langschläfer zur Raserei gebracht, während andere die Natur als wohltuende Geräuschkulisse empfinden, um ihrem natürlichen Bedürfnis nach langem Schlaf nachzugeben. Andersherum gibt es Langschläfer, denen ohne die morgendliche Betriebsamkeit der Stadt, ohne Baustellen- und Verkehrslärm etwas fehlen würde. Und erst recht ohne Bars, Theater, Nachtclubs oder Diskotheken am Abend.

Ob man als Langschläfer eher in Berlin oder in Brunsbüttel glücklich wird, hängt stark von der eigenen Persönlichkeit ab und muss daher jeder für sich selbst beantworten. Wie man das am besten macht, dazu später mehr. Schauen wir erst einmal, wo des Langschläfers Schuh überall drücken kann.

Von meinem neunzehnten bis zum achtundzwanzigsten Lebensjahr wohnte ich mit Freunden in einer Wohngemeinschaft auf einem ehemaligen Bauernhof. Das Dorf war mit 300 Einwohnern klein und gemütlich. Da ich davor in einem ruhigen Vorort einer deutschen Großstadt gelebt hatte, fiel mir die Gewöhnung an das ländliche Leben nicht wirklich schwer. Nur der frühmorgendliche Terror der Natur war neu. Vögel gab es in der Stadt lange nicht so viele. Zu allem Überfluss befand sich direkt vor dem Schlafzimmerfenster meines neuen Zuhauses ein Baum, der als bevorzugtes Schlafdomizil von Staren und anderem Federvieh genutzt wurde. Das extralaute Zwitschern und Pfeifen zum Sonnenaufgang war für mich anfangs auch mit geschlossenem Fenster kaum zu ertragen. Nach und nach gewöhnte ich mich aber an meine gefiederten Nachbarn und freute mich sogar über die frühmorgendliche Begrüßung des neuen Tages. Mit der süßen Gewissheit, noch einige Stunden Schlaf genießen zu können, drehte ich mich auf die andere Seite und schlief rasch wieder ein. Doch dann wurde ich leichtsinnig. Ich schaffte mir drei Hühner an und – damit diesen nicht langweilig wurde – einen Hahn. Fortan blieb das Fenster morgens wieder geschlossen und die Ohrenstöpsel wurden meine besten Freunde. Ein böser Fuchs setzte einige Zeit später allem, also meinen Hühnern, dem Hahn und dem allmorgendlichen Gezeter, ein Ende. Zu meiner Schande muss ich gestehen, dass ich darüber nicht wirklich traurig war. Die Hähne der Nachbarn krähten weit genug entfernt und fortan schlief ich wieder glücklich und zufrieden.

Abgesehen von Naturgeräuschen ist der frühe Morgen auf dem Land sehr friedvoll. Kein Verkehrs- oder Baustellenlärm gibt Auskunft darüber, ob man gerade an einem Werktag oder an einem Sonntag erwacht ist. Und wenn man dann noch verständnisvolle Nachbarn hat, ist das Langschläfer-Glück perfekt. Denn wie bemerkte schon Wilhelm Tell: »Es kann der Frömmste nicht in Frieden leben, wenn es dem bösen Nachbarn nicht gefällt«. Dementsprechend stellte sich für Freunde von mir das Landleben völlig anders dar. Ihr Hof lag direkt neben dem eines verbitterten alten Kauzes, der jeden Morgen in aller Herrgottsfrühe erst einmal eine halbe Stunde lang seinen Traktor auf dem Hof laufen ließ, damit das »Studentenpack« nebenan endlich wach wurde.

Dass man auf verständnislose Nachbarn auch in der Stadt treffen kann, durfte ich einige Jahre später am eigenen Leib erfahren. In meiner ersten Altstadtwohnung hatten die Nachbarn direkt über mir zwar keinen Traktor, dafür aber einen Holzfußboden und drei kleine Kinder, deren frühmorgendliches Getrampel der Lautstärke eines landwirtschaftlichen Nutzfahrzeugs doch sehr nahekam. Eines Tages fragte ich in aller Höflichkeit, ob es denn möglich sei, den Kindern zumindest morgens das Bobbycar in der Wohnung wegzunehmen, da sie damit immer gegen Schränke, Tische und Stühle knallten. Die Antwort war verständnislose Entrüstung, die mir fortan im Haus den Ruf eines egoistischen Kinderfeindes eintrug. Der allmorgendliche Terror jedoch ging bis zu dem Tag weiter, als ich endlich die Segel strich und in eine Wohnung im obersten Stockwerk des Hauses gegenüber zog. Seitdem weiß ich: In einem Mietshaus wird man als Langschläfer nur glücklich, wenn niemand über einem wohnt.

Doch abgesehen von Stadt oder Land: Worauf sollte man als Langschläfer noch achten, wenn man sich mit dem Gedanken trägt, den Wohnort zu wechseln? Zuallererst einmal auf globale Faktoren wie etwa den Sonnenaufgang. Wie allgemein bekannt, wandert die Sonne im Laufe eines Tages von Osten nach Westen. Im Umkehrschluss bedeutet das, dass man die Sonne immer früher aufgehen sieht, je weiter man sich Richtung Osten bewegt. Ein kleines Beispiel: Während in Warschau die Vögel schon munter die Sonne begrüßen, ist man in Madrid noch fast eineinhalb Stunden vor der goldenen Himmelsscheibe und ihren zwitschernden Freunden sicher. Neben der Sonne liegt das daran, dass man die Erde in 24 Zeitzonen aufgeteilt hat, die sich nicht nur nach den geografischen Bedingungen richten, sondern auch nach Ländergrenzen. In der Regel verschiebt sich die Ortszeit alle 15 Längengrade um eine Stunde. Da man aber vermeiden möchte, dass Bewohner eines Landes in zwei unterschiedlichen Zeitzonen leben, kann der Abstand, wie in unserem Beispiel, auch einmal um einige Grade größer sein und Unterschiede von weit mehr als einer Stunde verursachen. Lichtempfindliche Langschläfer sollten das bei ihren Überlegungen bezüglich eines idealen Wohnortes berücksichtigen. Ein Umzug von Warschau nach Madrid bringt satte eineinhalb Stunden mehr Tageslicht am Abend und ebenso eineinhalb Stunden mehr Ruhe am Morgen. Wer lieber in Deutschland bleiben und trotzdem einen möglichst späten Sonnenaufgang erleben möchte, sollte nach Isenbruch ziehen, einen knapp 300 Einwohner zählenden Ortsteil der Gemeinde Selfkant in Nordrhein-Westfalen. Hier, am westlichsten Rand Deutschlands, geht die Sonne immerhin noch ganze 39 Minuten später auf als in Görlitz, Deutschlands östlichster Stadt.

Doch es gibt noch andere Gründe, nicht nur in den Nachbarort, sondern gleich in ein anderes Land zu ziehen. Manche Staaten sind Langschläfern gegenüber einfach aufgeschlossener. In Dänemark, zum Beispiel, ticken die Uhren anders. Hier hat man erkannt, dass die meisten Menschen ausgeschlafen nicht nur gesünder, sondern auch produktiver sind. Diese Erkenntnis fiel aber selbst im fortschrittlichen Dänemark nicht vom Himmel, sondern wurde mühsam von bekennenden Langschläfern erkämpft. Organisiert in der B-Society, einer Art Gewerkschaft für Langschläfer, haben die Dänen beachtliche Erfolge im Kampf für humanere Arbeitszeiten erzielt. Nachdem selbst Politiker und Arbeitgeber dieser Initiative beigetreten sind, gibt es mittlerweile ausgewiesene Langschlä-fer-Arbeitsplätze. Außerdem wurde in vielen Schulen der Unter-richtsbeginn nach hinten verschoben. Niemand muss sich mehr für sein Langschläfer-Naturell schämen. Ein Vorbild für ganz Europa!

Und in der Tat: Auch in Deutschland bewegt sich etwas. An-fang 2009 hat das Kultusministerium Nordrhein-Westfalens Schulen grünes Licht für einen Unterrichtsbeginn nach 8.30 Uhr gegeben. Allerdings muss die jeweilige Schule dafür ein »über-zeugendes Konzept« vorlegen. Eine unwesentliche Hürde, sollte man meinen, und doch hatte zum Zeitpunkt meiner Recher-chen keine einzige Schule einen Antrag gestellt. Wollte man sei-nen Kindern also eine Schulzeit im »Dauerjetlag« ersparen, müsste man gezwungenermaßen das Land verlassen und mit der Familie etwa nach Frankreich, Spanien oder Italien ziehen, wo die Schule erst um 9 Uhr beginnt. Für Familien mit Kindern im Teenageralter böte sich ein Umzug nach Kopenhagen an, wo es seit 2007 eine Oberstufenklasse für B-Menschen gibt. Mit einem Unterrichtsbeginn um 12.30 Uhr ein Traum für alle lang schlafenden Jugendlichen!

Doch seien wir realistisch. Selbst wenn man sich einen sol-chen Umzug leisten könnte, die Sprachbarriere bleibt ein echtes Hindernis. Und warum sollte man seine Heimat auch kampflos den Frühaufstehern überlassen? Machen wir es wie die Dänen: Organisieren wir uns und ändern, was uns nicht gefällt. Wir sind doch in der Mehrzahl und haben die besseren Argumente! Lang-schläfer sind coole Typen, die auf sich und ihre Gesundheit ach-ten. So sieht's aus. Und wie wir im Kapitel »Musiker vs. Bäcker – die besten Berufe für Langschläfer« sehen werden, arbeiten viele von uns in kreativen Berufen. Nutzen wir unser Potenzial und verschaffen wir uns Gehör!

Bis wir hierzulande jedoch etwas erreicht haben, sollten licht-empfindliche Menschen wegen des späteren Sonnenaufgangs noch möglichst weit im Westen wohnen. Andererseits: Wer über Rollläden, Fensterläden, Jalousien oder zumindest dicke Vorhänge verfügt, kann als Langschläfer auch im Osten der Republik sein Glück finden. Da fällt allerdings der Unterschied zwischen städtischem oder ländlichem Leben mehr ins Gewicht, denn gegen manche Geräusche helfen weder Ohrenstöpsel noch isoliertes Fensterglas. Wer das Stadtleben bevorzugt, sollte sich vor dem Wohnungswechsel intensiv mit einem Stadtplan auseinandersetzen. Gerade in der Stadt lauern Störenfriede, die man auf den ersten Blick nicht als solche erkennt. Beispielsweise Krankenhäuser. Ein Krankenhaus in der Nachbarschaft mag einen Hypochonder beruhigen, einen Langschläfer jedoch nicht. Im Gegenteil: Da es wohl auch in Zukunft keine Gesetze zur zeitlichen Einschränkung von Notfällen geben wird, hat man als Krankenhausnachbar verdammt viel auszuhalten. Denn egal, wie sehr Rettungssanitäter heutzutage in Sachen Lärmschutz geschult werden: Irgendein Zivi findet sich immer, der morgens um 5 Uhr schon beim Losfahren die Sirene anschaltet – und auf einen Schlag die gesamte Nachbarschaft weckt.

Um das zu vermeiden, nimmt man sich also am besten einen Stadtplan und umkreist großflächig alle potenziellen Störenfriede. Dabei sollte man von Krankenhäusern, Polizeidienststellen und Feuerwachen mindestens einen halben Kilometer Abstand halten und von Eisenbahnlinien, Autobahnen oder Schnellstraßen mindestens einen Kilometer. Bei Kirchen gilt: Je höher der Kirchturm, desto größer der Abstand. Hier sollte man besonders großzügig messen, denn es gibt wohl kaum etwas Unerträglicheres als sonntäglichen Betalarm in direkter Nachbarschaft.

Sogenannte Lärmkarten, die man mittlerweile für fast jede deutsche Großstadt im Internet findet, sind hier weniger hilfreich. Sie geben vielleicht Aufschluss über Verkehr und Industrie, aber Kirchtürme wird man darin genauso wenig finden wie Polizeidienststellen, Feuerwachen oder Krankenhäuser. An eigenen Nachforschungen führt also kein Weg vorbei. Doch die Arbeit zahlt sich aus: Wenn man schließlich alle Störfaktoren eingetragen hat, wird man sich zwar wundern, wie wenig Wohnraum für Langschläfer übrig bleibt, ist dem Ziel eines langschläfertauglichen neuen Zuhauses aber um einen großen Schritt näher gekommen.

Als Nächstes gilt es, die Nachbarn abzuchecken. Ganz gleich, ob man in die Stadt oder aufs Land ziehen möchte, den künftigen Nachbarn sollte man auf alle Fälle auf den Zahn fühlen. Besonders sorgsamen Langschläfern sei dazu folgender »Dreistufenplan« ans Herz gelegt:

- beobachten,
- befragen,
- erleben.

Punkt eins kann, je nach Nachbarschaftsgröße, relativ zeitaufwendig werden. Wichtig ist zu erfahren, wer in der direkten Nachbarschaft welchen Beruf ausübt, wie die Nachbarn zu ihren Arbeitsplätzen kommen, wie sie ihre Freizeit verbringen und, last but not least, wie viele Kinder welchen Alters im direkten Umfeld wohnen. Ein Bäcker als Nachbar muss noch nichts Schlimmes bedeuten. Fährt dieser aber jeden Morgen mit einem lärmenden altersschwachen Auto zur Arbeit oder wird von einem Kollegen abgeholt, der anstatt zu klingeln lieber hupt, kann man sich die weitere Mühe sparen. Hier wird man als Langschläfer niemals froh. Ähnlich verhält es sich mit Gartenfetischisten. Diese Spezies Mensch erkennt man daran, dass sie bereits kurz nach Sonnenaufgang an Pflanzen herumschnippelt. Solche Leute mähen ihren Rasen auch am Wochenende nicht selten vor 9 Uhr morgens und haben dabei für Langschläfer keinerlei Verständnis. Wohnt ein Lärmterrorist dieser Sorte im

Umfeld des künftigen Zuhauses, sollte man besser direkt Leine ziehen, statt sich in einen jahrelang andauernden Nachbarschaftsstreit zu verstricken. Ist man doch einmal gezwungen, mit harten Bandagen gegen einen Gartenfetischisten zu kämpfen, kann ich aus eigener Erfahrung den Einsatz von Wühlmäusen nur wärmstens empfehlen. Spätestens, wenn Nachbars Garten wie ein frisch gepflügter Acker aussieht, ist es mit dem Rasenmähen endgültig vorbei. Doch wieder zurück zu unserem Dreistufenplan.

Punkt zwei ist wahrscheinlich die einfachste Stufe, sollte aber erst nach Punkt eins erfolgen, damit man überprüfen kann, wie ehrlich die künftigen Nachbarn es mit einem meinen. Mit dem Satz »Hallo, ich bin Ihr neuer Nachbar, hätten Sie vielleicht mal einen kurzen Moment Zeit?« kann man sich bei den meisten Menschen unkompliziert auf eine Tasse Tee oder Kaffee einladen. Man sollte aber nicht den Fehler machen und je nach angebotenem Getränk schon Rückschlüsse auf das Schlafverhalten seines Gegenübers ziehen. Denn wie wir gesehen haben, ist Kaffee als klassisches Wachmachergetränk unter Langschläfern zwar weitverbreitet, aber vielleicht hat es der neue Nachbar ja am Magen und trinkt daher bevorzugt Tee. Oder es handelt sich um einen Langschläfer, der an Tee tatsächlich Gefallen findet. Am besten redet man bei einem solchen Besuch nicht lange um den heißen Brei herum, sondern kommt direkt zum Thema. Wer offen von seiner eigenen Langschläfer-Natur erzählt, kann an den Reaktionen seines Gesprächspartners schon einiges über seine neue Nachbarschaft erfahren. Falls dies nicht funktioniert, sollte man nicht zögern, ganz konkrete Fragen zu stellen.

Fragen wie:

• Schlafen Sie eigentlich gern oder halten Sie Schlaf eher für überflüssig?

- Wann stehen Sie normalerweise so auf?
- Haben Sie ein schlechtes Gewissen, wenn Sie einmal länger liegen bleiben?
- Wie reagieren Sie, wenn Sie morgens geweckt werden?
- Wie reagieren Sie, wenn andere länger schlafen als Sie?

Selbstverständlich kann man diese Fragen nicht einfach so am Stück abhaken, ohne für komplett durchgeknallt gehalten zu werden. Aber wenn man nach jeder Frage ein bisschen von sich selbst erzählt, merkt der Gesprächspartner in der Regel nicht, dass er gerade interviewt wird. Das Ergebnis des Gespräches trägt man dann in die eigens vorbereitete Tabelle ein, aber selbstverständlich erst, wenn man wieder allein ist. Ein Plus bezeichnet dabei einen Langschläfer und ein Minus einen Frühaufsteher. Direkte Nachbarn erhalten zwei Zeichen, indirekte nur eins. Wenn man dann am Ende mit allen künftigen Nachbarn gesprochen hat, ergibt die Tabelle ein ziemlich eindeutiges Bild. Gibt es mehr Plus- als Minuszeichen, steht dem Einzug eigentlich nichts mehr im Weg. Ist es umgekehrt, sollte man zu Stufe drei übergehen.

Den dritten Teil unseres Dreistufenplans mag mancher vielleicht für übertrieben halten – für diejenigen Langschläfer, die nichts dem Zufall überlassen wollen, ist »Erfahren« hingegen ein Muss. Es ist der klassische Selbstversuch, der einem unter dem Motto »Probieren geht über Studieren« die Vorzüge und Nachteile der künftigen Nachbarschaft ungeschminkt vor Augen führt. Aber was tun, wenn die infrage kommende Wohnung noch gar nicht frei ist oder der Vermieter sich in Bezug auf ein »Probewohnen« querstellt? Nun, dann leiht man sich kurzerhand ein Wohnmobil und quartiert sich damit für mindestens eine Woche in seiner neuen Nachbarschaft ein. Auf der Straße wird man zwar nicht alles mitbekommen, was der potenzielle Nachbar in seinen eigenen vier Wänden treibt, aber der ganz

»normale« Wahnsinn wird einem nicht verborgen bleiben. Auf diese Weise sollte einem weder die schwerhörige Nachbarin entgehen, die am liebsten schon um 6 Uhr morgens Frühstücksfernsehen schaut und damit die gesamte Straße unterhält, noch der Langzeitstudent, in dessen Wohnung die Aftershowpartys der örtlichen Technodisko gefeiert werden. Ob man dann aber mitfeiert oder sich doch lieber nach einer anderen Wohnung umschaut, ist Geschmackssache und muss jeder für sich selbst entscheiden.

Am Ende dieses Kapitels noch ein Wort der Warnung: In Zeiten geburtenschwacher Jahrgänge buhlen viele Städte um die Gunst neuer Einwohner. Da wird dann schon einmal tief in die Marketingtrickkiste gegriffen. In Hamburg beispielsweise diskutiert man seit geraumer Zeit medienwirksam über Langschläfer-Parkplätze. Prinzipiell eine tolle Idee, denn wer kennt das nicht: Man ist mit Freunden in einer Kneipe verabredet, der Abend entwickelt sich gesellig und ehe man sichs versieht, hat man so viel getrunken, dass man sein Auto stehen lassen muss. Wenn man dann am nächsten Morgen nicht früh genug aufsteht, ist einem der Strafzettel sicher. Insofern wäre ein Langschläfer-Parkplatz durchaus eine feine Sache. Aber das Ganze hat einen Haken: Die Hamburger Stadtväter verstehen unter »Langschläfer« einen Menschen, der bereits um 9 Uhr morgens, also quasi mitten in der Nacht, in der Lage ist, sein Auto wegzufahren. Hanseatischer Humbug! Den Beginn der Parkraumbewirtschaftung von 8 auf 9 Uhr zu verschieben ist für einen Langschläfer ungefähr so hilfreich wie ein Tritt in den Hintern. Und dieses Beispiel ist beileibe kein Einzelfall. Die Werbung hat erkannt, dass man mit dem Zusatz »langschläfertauglich« bei vielen Menschen punkten kann. Wer aufmerksam durchs Leben geht, findet daher schon einmal einen »Langschläfer-Flohmarkt«, der um 8 Uhr morgens beginnt oder ein »Langschläfer-Frühstück«, welches von 7 bis 10 Uhr angeboten wird.

Wir lernen: Nicht überall, wo »Langschläfer« draufsteht, passt ein Langschläfer auch wirklich rein. Aber das ist ja eigentlich nichts Neues, man erwartet ja auch nicht, dass in dem 500 Einwohner zählenden Dorf Abentheuer wirklich etwas Aufregendes passiert. Oder dass es in 36286 Aua wehtut. Schließlich sind wir ja nicht aus 33619 Deppendorf. 58313 Ende.

Musiker versus Bäcker – die besten Jobs für Langschläfer

Warum zum Henker wird man Bäcker? Was bringt einen Menschen dazu, sich einen Beruf auszusuchen, bei dem man um 4 Uhr in der Früh seine Arbeit beginnt? Ist es Masochismus, der diese Menschen antreibt? Geht es um den schnöden Mammon? Oder opfert er sich vielleicht zum Wohle der Gemeinschaft auf?

Dass Bäcker eine wichtige Aufgabe in unserer Gesellschaft wahrnehmen, steht außer Frage. Niemand würde gern auf sein täglich Brot verzichten, geschweige denn auf leckere Brötchen, Croissants oder Kuchen. Aber würde man wirklich so früh aufstehen, wenn man sie selbst backen müsste? Bestimmt nicht! Genau daran ist abzulesen, dass in unserer Gesellschaft etwas gehörig schiefläuft. Ein ganzer Berufszweig, eine Heerschar braver Handwerker, muss sich tagtäglich zu einer Uhrzeit aus dem Bett quälen, zu der Langschläfer gerade einmal einschlafen. Und das nur, weil Millionen andere Menschen ebenfalls Tag für Tag ihr natürliches Schlafbedürfnis unterdrücken und schon kurze Zeit nach den Bäckern ihren Arbeitstag beginnen. Wieso lassen wir das zu? Wozu haben wir Gesetze?

Der durchschnittliche deutsche Angestellte beginnt morgens um 8 Uhr seine Arbeit. Man sollte meinen, wenigstens die Selbstständigen würden ihre Freiheit nutzen und erst kräftig ausschlafen, bevor sie ihre Erwerbstätigkeit aufnehmen. Doch weit gefehlt. Viele Chefs sitzen morgens schon vor ihren Mitarbeitern im Büro. Vielleicht haben sie Angst, etwas zu verpassen. Wahrscheinlicher ist jedoch, dass sie mit ihrem seltsamen Verhalten sich selbst und allen anderen beweisen wollen, wie einfach und harmlos das frühe Aufstehen ist. Ein psychischer Selbstschutz, der verhindert, dass sie zur nächsten Polizeidienststelle rennen und sich wegen allmorgendlicher Körperverletzung an ihren Mitarbeitern selbst anzeigen.

Dabei geht es auch anders. Gerade als Selbstständiger hat man die Möglichkeit, in fast allen Sparten des Berufslebens für humane Arbeitszeiten zu sorgen, zu seinem eigenen Wohl und dem seiner Mitarbeiter. Manche Menschen machen sich tatsächlich nur aus diesem Grund selbstständig. Wer diesen Schritt aber nicht wagen möchte, der sollte sich ganz, ganz, ganz genau überlegen, welchen Beruf er ergreift. Wer hier die falsche Entscheidung trifft, kann dafür sein Leben lang büßen. Hinzukommt: Berufe, in denen heute das Ausschlafen noch möglich ist, können morgen bereits zum reinsten Albtraum werden. Noch bis vor zehn Jahren war es zum Beispiel üblich, dass Kindergärten erst ab 8 oder 9 Uhr ihre Pforten öffneten. Heutzutage jedoch erfüllen viele dieser Einrichtungen den Eltern den Wunsch, ihre Kleinen so früh wie möglich loszuwerden, und machen, wie wir gesehen haben, bereits um 6 Uhr morgens auf!

Man sollte sich also wirklich gut überlegen, welchen Beruf man ergreifen möchte. Was im ersten Moment verführerisch klingt, kann sich bei genauerer Betrachtung als fataler Trugschluss erweisen. So studieren wegen der üppigen Ausstattung mit Urlaubstagen viele Langschläfer Pädagogik – und übersehen dabei die doppelte morgendliche Belastung, die sie als Lehrer erwartet. Doppelt, weil man einerseits nicht ausschlafen kann und sich andererseits frühmorgens vor einer Schar unausgeschlafener, lernunwilliger Kinder wiederfindet. Viele Lehrer kommen damit über kurz oder lang nicht mehr klar. In dieser Situation können sie sich dann entweder um eine Stelle in einer Waldorfschule bewerben, wo der Unterricht erst um 9 Uhr beginnt, oder sie versuchen, in einer wohlhabenden Langschläfer-Familie als Privatlehrer unterzukommen. Ansonsten hilft nur ein weiteres Studium, wenn sie nicht direkt als Taxifahrer anfangen oder, besser gesagt, enden möchten. Doch Achtung: Studieren ist lange nicht mehr so entspannt, wie es noch vor einigen Jahren war.

Mit der Einführung von Bachelor- und Masterstudiengänge wurde kurzerhand auch dem vermeintlichen Lotterleben der Studierenden ein Ende gesetzt. So gleicht ein Studium mit straffem Vorlesungsplan und frühem Unterrichtsbeginn heutzutage der ganz normalen Schulausbildung. Man möchte auf diesem Wege wohl vermeiden, dass sich die künftige Elite der Gesellschaft zu sehr ans Ausschlafen gewöhnt. Wenn man als Langschläfer also unbedingt studieren möchte, bleibt konsequenterweise nur ein Fernstudium. Hier ist man sein eigener Chef und kann, mit Ausnahme der Prüfungsphase, selbst bestimmen, wann studiert und wann geschlafen wird.

Bleibt die Frage, was man am besten studiert. Als Erstes bieten sich die kreativen Studiengänge wie Kunst oder Musik an. Tatsächlich tummeln sich hier vor allem Langschläfer. Weder Konzerte noch Vernissagen beginnen morgens um acht und auch Proben oder Workshops haben in der Regel akzeptable Anfangszeiten. Doch Vorsicht: Nicht alle kreativen Studiengänge führen automatisch zu langschläferfreundlichen Berufen. So wacht man, wenn man nicht aufpasst, nach einem Grafikdesignstudium eines Tages in einer Marketingagentur auf, die schon morgens um sieben für ihre Kunden da sein möchte.

Das kann einem Schauspieler so schnell nicht passieren. Im Theater beginnen Vorführungen meist erst am Abend und auch bei Film- und Fernsehproduktionen geht es nur am frühen Morgen los, wenn es, beispielsweise wegen besonderer Lichtverhältnisse, unvermeidlich ist. Regisseure, Maskenbildner, Kameraleute, Beleuchter, Souffleure, Kabelträger – in der Filmbranche findet sich eine große Bandbreite an Berufen, unter denen sich für jeden Geschmack und jedes Talent etwas finden lässt. Das Gleiche gilt für die Musikbranche. Auch dort gibt es die unterschiedlichsten Aufgaben, die mit einem Leben als Langschläfer gut in Einklang zu bringen sind – vom Tontechniker bis zum Stagehand oder Roadie.

Booker können in der Regel ebenfalls mit einem späten Arbeitsstart rechnen. Schließlich sind die Künstler, die sie vermitteln, wie auch die Clubbesitzer und Veranstalter selbst, überwiegend ausgeschlafene Langschläfer. In dieser Branche käme niemand auf die Idee, am frühen Morgen Geschäfte zu tätigen. Zumindest ist mir das in den letzten dreizehn Jahren, in denen ich meinen Club Circus Maximus in der Koblenzer Innenstadt betrieben habe, noch nie untergekommen. Unsere 120 Lesungen, Konzerte und Partys pro Jahr organisieren wir in der Hauptsache an zwei offiziellen Bürotagen: dienstags von 10 bis 16 Uhr und donnerstags von 16 bis 20 Uhr. Und wenn dienstagmorgens tatsächlich einmal unser Telefon klingelt, könnte ich eigentlich abheben und ohne Zögern in den Hörer rufen: »Nein, der Chef ist nicht zu sprechen und nein, wir kaufen nichts, egal wie toll Ihr Produkt, Ihre Versicherung, Ihr Marketingkonzept oder was auch immer Sie mir hier andrehen wollen sein mag!« Künstler, Agenturen und Veranstalter melden sich nämlich alle erst gegen Nachmittag.

Wen es als Langschläfer aber mehr zu klassischen Berufen zieht, der muss schon genau aufpassen, auf was er sich einlässt. Bei einigen Berufsfeldern, wie dem des Fischers oder Landwirtes, gibt es keinen Zweifel an ihrer Untauglichkeit für die Freunde eines geruhsamen Morgens. Doch meistens ist die Informationslage nicht ganz so klar. Ein Heilpraktiker beispielsweise sollte sich in gesundheitlichen Belangen eigentlich besonders gut auskennen. Nichtsdestotrotz beginnen viele moderne Medizinmänner und -frauen bereits zwischen 7 und 8 Uhr morgens zu arbeiten. Sie ignorieren ihr eigenes Schlafbedürfnis, nur um die vielen Senioren zu bedienen, die nach einem Leben als zwangsweise Frühaufsteher das Ausschlafen einfach verlernt haben. Damit ergeht es Heilpraktikern so wie den vielen anderen Berufstätigen, die ältere Menschen als Kunden, Patienten oder Klienten haben.

Und wie steht es mit dem heute einigermaßen exotischen Beruf des Priesters? Auf Anhieb würde man sagen: Okay! Einmal die Woche sonntags früh raus und die Messe lesen, dafür den Rest der Woche aufstehen, wann man will, das klingt doch ganz vernünftig. Schließlich finden Taufen, Hochzeiten und Beerdigungen in der Regel nicht morgens um sechs statt. Aber auch hier steckt der Teufel, Pardon, der liebe Gott, im Detail. Es gibt nämlich offizielle Gebete, wie etwa das Stundengebet »Laudes«, zu denen Priester verpflichtet sind und die zum Teil bereits bei Sonnenaufgang geleistet werden müssen. Überhaupt dürfte man als katholischer Priester ständig ein schlechtes Gewissen haben, da die Kirche gegenüber dem Langschläfertum eine klare und nicht sehr freundliche Linie hat. Doch dazu mehr im Kapitel »Wer schläft, sündigt nicht?« ab Seite 151. Zurück zu den langschläferkompatiblen Berufen. Ein vermeintlich großes Betätigungsfeld für Freunde des geruhsamen Morgens sind alle Arbeiten im Schichtbetrieb. Aber egal, ob man als Kranführer im Stahlwerk oder als Schaffner bei der Deutschen Bahn seinem Dienst nachgeht, all diesen Tätigkeiten ist gemein, dass nach einer Spät- und einer Nachtschicht immer wieder eine Frühschicht kommt. Das wirft den Schlafrhythmus letztendlich noch mehr durcheinander als ein angepasstes Leben als Frühaufsteher. Reine Nachtarbeit, wie die eines Türstehers oder eines Nachtwächters, ist eher selten. Man sollte sich allerdings auch fragen, ob eine solche Profession tatsächlich die Lösung ist. Schließlich sind nicht alle Langschläfer, nur weil sie morgens gern ein bisschen länger schlafen, das Tageslicht fürchtende Vampire.

Der fast perfekte Job für einen Langschläfer beginnt meiner Meinung nach mittags um 12 und endet nach einem durchschnittlichen Achtstundentag abends gegen 20 Uhr. So kann man morgens gemütlich ausschlafen und abends nach der Arbeit, zumindest in größeren Städten, noch einkaufen oder zum Frisör gehen. Besser sind nur noch Erwerbstätigkeiten, bei denen man komplett selbst bestimmen kann, wann man anfängt und wann man aufhört zu arbeiten. Besonders oft findet man diesen Idealarbeitsplatz in der IT-Branche. Selbst die ganz großen Unternehmen wie etwa Apple, Google oder Microsoft wissen die erhöhte Leistungsfähigkeit ausgeschlafener Mitarbeiter zu schätzen und geben ihnen daher bezüglich Arbeitszeiten den größtmöglichen Spielraum. Man kann nur hoffen, dass diese Erkenntnis sich irgendwann bis in den letzten Winkel des Wirtschaftslebens herumspricht und jeder Arbeitnehmer in den Genuss eines selbstbestimmten Schlafrhythmus kommt. Bis dahin möchte nachfolgende Liste einen kleinen Überblick geben, welcher Beruf für Langschläfer taugt und welcher nicht.

Zuvor aber noch ein Tipp aus meinem eigenen abwechslungsreichen Arbeitsleben. Schon als Schüler war mein größter Horror, dass dieses ewige Frühaufstehen bis ins Rentenalter andauern könnte. Während der Ausbildung zum Masseur und medizinischen Bademeister verstärkte sich diese Abneigung so sehr, dass ich beschloss, Pädagogik zu studieren. Ich entschied mich für den Schwerpunkt Erwachsenenbildung, da eine Anstellung an einer Schule wegen des frühen Unterrichtsbeginns nicht infrage kam. Während des Studiums bestritt ich mit so manchem Job meinen Lebensunterhalt. Nicht alle davon waren langschläferkompatibel: So sanierte ich Fachwerkhäuser mit einem wahnsinnigen Freund, der mich im Sommer schon um 6 Uhr früh auf der Baustelle erwartete, und schraubte ab 8 Uhr morgens monatelang riesige Archivregale zusammen. Nächtens in einer Diskothek zu arbeiten entsprach meinem Biorhythmus dagegen schon mehr. 1999 machte ich mich schließlich mit einem Musikclub und Restaurant selbstständig, einige Jahre später eröffnete ich zusätzlich eine Strandbar. Mein erstes Buch schrieb ich mit 39 Jahren und erst dabei habe ich den Traumberuf für jeden Langschläfers entdeckt: Schriftsteller!

Berufe und ihre Tauglichkeit für Langschläfer

A

Altenpfleger/-in – Um Himmels willen!

Apotheker/-in – Um früh aufstehende Rentner
zu versorgen? Niemals!

Archäologe/Archäologin – Mmh, vielleicht.

Architekt/-in – Vielleicht selbstständig. Aber auf dem Bau
beginnt man meistens früh.

Arzt/Ärztin – Unsägliche Arbeitszeiten!

Augenoptiker/-in – Nicht gut!

Automobilkaufmann/-frau – Gar nicht gut!

B

Bäcker/-in – Ich lach mich tot!

Bankkaufmann/-frau – Vergiss es!

Baugeräteführer/-in – Geht gar nicht.

Berufsfeuerwehrmann/-frau – Nur in einer Kleinstadt.

Berufskraftfahrer/-in – Hallo, warum dann nicht
gleich Bäcker?

Bestatter/-in – Das wäre vielleicht was.

Bibliothekar/-in – Nur mit eigener Bibliothek.

Bootsbauer/-in – Selbstständig eine Option.

Briefträger/-in – Soll das ein Witz sein?!

Buchhändler/-in – Selbstständig.

C

Chemiker/-in – Vielleicht in der Forschung.

Controller/-in – Kommt immer darauf an, was es zu
controllen gibt.

D

Dachdecker/-in – Finger weg vom Bauhandwerk!
Detektiv/-in – Selbstständig könnte das passen.
Drucker/-in – Solange man sich arbeitszeitmäßig nicht
unter Druck setzt.

E

Einkäufer/-in – Kommt auf die Firma an.
Elektroinstallateur/-in – Das Bauhandwerk ist nichts
für Langschläfer!
Ergotherapeut/-in – Eine selbstständige Alternative.
Ernährungsberater/-in – Dito.
Event-Manager/-in – Gute Wahl!

F

Fleischer/-in – Besser als Bäcker, aber trotzdem: Nein!
Florist/-in – Könnte gehen.
Fluglotse/Fluglotsin – Aber überhaupt nicht!
Forstwirt/-in – Um morgens früh durch den Wald
zu stapfen? Nein!
Fotograf/-in – Kann gehen.
Friseur/-in – Nur selbstständig.

G

Gärtner/-in – Nur selbstständig.
Gebäudereiniger/-in – Ein klares »Nein«!
Goldschmied/-in – Mit eigenem Atelier.

H

Hausmeister/-in – Geht nicht.
Hauswirtschafter/-in – Geht gar nicht.
Hebamme/Entbindungspfleger – Nö.
Heilpraktiker/-in – Ne.

I

Immobilienkaufmann/-frau – Selbstständig vielleicht.
Informatiker/-in – Unbedingt!

J

Journalist/-in – Kann schiefgehen.
Jurist/-in – Geht schief.

K

Kameramann/-frau – Ja, solange man nicht bei
    einem Nachrichtensender anfängt.
Kellner/-in – Ja, solange man in keinem Frühstückscafé
    arbeitet.
Kindergärtner/-in – Nein, nein, nein und nochmals nein!
    Kurz gesagt: nein.
Klempner/-in – Mmh, ich weiß nicht.
Koch/Köchin – Nicht im Tagesgeschäft!
Krankenschwester/-pfleger – Auf keinen Fall!

L

Landwirt/-in – Nur ohne Tiere!
Lehrer/-in – Nur für Wahnsinnige!
Lokomotivführer/-in – Kommt gar nicht infrage.

M

Maler/-in – Selbstständig.
Marktforscher/-in – Kommt auf den Markt an.
Mathematiker/-in – Als Freiberufler oder in der
    Forschung vielleicht.
Maurer/-in – Niemals Bauhandwerker!
Mediengestalter/-in – Je nach Agentur.
Meteorologe/Meteorologin – Je nach Wetter.
Musiker/-in – Ja, ja, ja!

N

Notar/-in – Seit wann ist die Lizenz zum Gelddrucken
ein Beruf?

P

Pferdewirt/-in – Tiere? Nein!
Pharmareferent/-in – Um früh aufstehende Ärzte
abzuklappern? Nein!
Physiker/-in – Ähnlich den Mathematikern.
Pilot/-in – Mit Dauerjetlag? Nein!
Polizist/-in – Um früh aufstehenden Ganoven
das Handwerk zu legen? Nein!
Psychologe/Psychologin – Nur mit eigener Praxis.

R

Rechtsanwalt/Rechtsanwältin – Nur mit eigener Kanzlei.
Regisseur/-in – Ein Traum!
Rettungsassistent/-in – Niemals!

S

Schauspieler/-in – Immer!
Schneider/-in – Mit eigener Schneiderei.
Schornsteinfeger/-in – Glücklos.
Speditionskaufmann/-frau – Ist nichts.
Staatsanwalt/Staatsanwältin – Fast so schlimm
wie bei der Polizei.
Steuerberater/-in – Ein Steuerberater sollte niemals schlafen.
Steuerfachangestellte/-r – Und sein Gehilfe ebenso wenig.

T

Technische/-r Zeichner/-in – Kommt auf den Job an.
Tierarzt/Tierärztin – Und jetzt alle: Ob groß oder klein –
Tiere? Nein!

Tierpfleger/-in – Refrain: Tiere? Nein!
Tontechniker/-in – Wo wir gerade so schön gesungen haben:
   Unbedingt ja! Absolut langschläfertauglich.

V

Veranstaltungskaufmann/-frau – Auch eine gute Wahl.
Verkäufer/-in – Kann schiefgehen.
Vermessungstechniker/-in – Geht sehr wahrscheinlich schief.
Versicherungskaufmann/-frau – Geht selbstständig.
Visagist/-in – Geht gut.

W

Werber/-in – In der richtigen Agentur.
Werkzeugmacher/-in – Mit eigener Werkstatt.
Winzer/-in – Mit eigenem Weinberg.

Z

Zahnarzt/Zahnärztin – Mit eigener Praxis.
Zimmerer/Zimmermann – Nur, wenn man absolut
   durchgeknallt ist.

Die wichtigste Erfindung der Menschheit war sicher nicht das Rad. Denn einmal ehrlich: Was hilft es, einfach und schnell von A nach B zu kommen, wenn man unterwegs einschläft und gegen den nächsten Baum knallt? Schlaf ist wichtiger als Fortbewegung, das sollte jeder einsehen. Daher wird die Ehre der wichtigsten Erfindung seit Menschheitsgedenken einem kleinen nützlichen Utensil aus Deutschland zuteil: dem Ohropax!

1907 kam der Potsdamer Apotheker und Drogist Maximilian Negwer endlich auf den richtigen Dreh: synthetisches Wachs erhitzen, mit Baumwolle und Vaseline vermengen und zu kleinen Kügelchen formen – fertig. Zuvor waren einige Jahre ins Land gegangen, in denen der findige Pillendreher mit allerlei Rezepturen versucht hatte, dem Problem seiner lang schlafenden Künstlerfreunde Herr zu werden: frühmorgendlicher Berliner Lärm. Negwer erinnerte sich an Odysseus, der die Ohren seiner Mannschaft mit Wachsklumpen verschlossen hatte, um sie vor dem betörenden Gesang der Sirenen zu schützen. Doch Wachs allein war, wie sich herausstellen sollte, nicht die Lösung: Dieses schmolz im Ohr des Schlafenden und floss einfach wieder heraus. Die Mischung, die Negwer letztendlich zu seinem Ohropax zusammenrührte, war der Grundstein für eine über hundertjährige Erfolgsgeschichte. Alsbald sorgte der Krieg für großflächige Verbreitung der kleinen Kügelchen. Mit dem Aufdruck »Gegen die Schallwirkung des Kanonendonners, für Verwundete und Kranke und Sanitätspersonal, beim Schwimmen gegen eindringendes Wasser, für Luftschiff, Flugzeug und Automobilbegleitung. Für Artillerie, Kriegsschiffe, im Biwak und Eisenbahnverkehr.« fand sich eine Dose Ohropax in jedem deutschen

Marschgepäck und rettete während des Krieges so manches Trommelfell. Auch heute noch ist Ohropax der unangefochtene Marktführer unter den Ohrenstöpseln. Daneben gibt es mittlerweile eine ganze Reihe modisch-bunter Schaumstoffstöpsel, die den Gehörgang ebenso effektiv verschließen wie die Kügelchen aus Wachs, Baumwolle und Vaseline.

Ganz egal, für welches Modell man sich entscheidet, ein Paar dieser kleinen Geräuschkiller gehört genauso zur Grundausrüstung eines Langschläfers wie Augenbinden, Nasentropfen, ein bequemes Kissen, eine warme Decke, eine gute Matratze und ein stabiles Bett. Daneben gibt es eine Reihe weiterer nützlicher Dinge, die einem Langschläfer ein artgerechtes Leben ermöglichen. Doch schauen wir einmal im Detail, worauf man bei deren Kauf und Gebrauch achten sollte.

A) Grundausrüstung

Ohrenstöpsel

Wie bereits gesehen, gibt es Ohrenstöpsel in allen Farben und Formen. Doch wichtiger als die Farbe ist der sogenannte Dämmwert. Dieser zeigt an, wie viel Schall die kleinen Geräuschfresser maximal schlucken können. Darüber hinaus sollte man natürlich auf den Tragekomfort achten – denn was hilft eine geräuschlose Nacht, wenn es im Ohr juckt, zieht oder sticht? Klassische Ohropax haben einen hohen Tragekomfort, liegen bei einem Dämmwert von 27 Dezibel aber leider nur im Mittelfeld der machbaren Geräuschreduktion. Darüber hinaus sind sie laut Hersteller nur zur einmaligen Nutzung geeignet. In puncto Tragekomfort sind die Alternativen aus Schaumstoff nicht ganz so bequem wie das klassische Ohropax. Dafür sind sie trocken, öfter verwendbar und haben mitunter deutlich höhere Dämmwerte. Manche von ihnen erreichen eine Geräuschreduktion von bis zu 50 Dezibel! Alles in allem bleibt die richtige Wahl in Sachen Ohrenstöpsel also Geschmackssache. Was aber nicht heißt, dass man an ihnen lutschen sollte.

Augenbinden

»Augenbinde«, »Schlafbrille«, »Schlafmaske« – wie auch immer man diesen kleinen Lappen mit Gummiband nennen möchte, er gehört zu jeder anständigen Grundausrüstung eines Langschläfers. Viele werden jetzt sagen: »Wofür? Ich habe doch einen Rollladen!« Meine Antwort: »Aha! Nehmen Sie den auch mit in den Urlaub?« Gerade, wenn man auf Reisen geht, sollte eine Augenbinde nicht fehlen, denn man weiß nie, was einen erwartet. Schon im Flugzeug oder in der Bahn können einem diese nützlichen Helferlein gute Dienste erweisen. Und wenn das Hotelzimmer keine Jalousien hat, kann man sich ohne Augenbinde höchstens noch ein Handtuch um den Kopf wickeln, aber das ist lange nicht so effektiv und darüber hinaus mächtig unbequem. Wer Urlaub im Zelt plant, kommt als Langschläfer auf keinen Fall um eine Augenbinde herum. Sobald die Sonne aufgeht, ist es unter der Plane taghell, da kann man die Augen so fest zudrücken, wie man will. Ich frage mich, warum eigentlich noch niemand auf die Idee gekommen ist, ein Zelt für Langschläfer auf den Markt zu bringen. Es kann doch nicht so schwer sein, für die Plane ein absolut lichtundurchlässiges Material zu verwenden. Wahrscheinlich denken die Hersteller, dass Camper als Naturfreunde grundsätzlich zu den frühen Vögeln gehören. Doch das, meine lieben Outdoorausrüster, ist definitiv eine Fehleinschätzung. Manche Camper findet man nur deswegen in einem Zelt, weil ihnen das Geld für ein Hotelzimmer fehlt. Andere wiederum lieben zwar die Natur, freuen sich dennoch über ein schönes Schläfchen bis zum Mittag.

Augenbinden gibt es mittlerweile nicht nur in allen Formen und Farben, mit Sprüchen wie »Go away«, »Princess at work« oder »Offline«, sondern auch lavendelduftgetränkt oder mit integriertem Magnetfeld. Ungeachtet all dieser Sonderausstattungen sollte eine Schlafmaske aber vor allem eines: umgehend dunkel machen.

Nasentropfen

Nur um das zu klären: Ich meine hier die Nasentropfen, die man sich einträufelt (und nicht etwa das, was aus der Nase tropft). Oder um noch genauer zu werden: die Nasentropfen aus Kochsalzlösung, die man sich in die Nase sprüht. Herkömmliche Nasentropfen mit Xylometazolin stehen übrigens im Ruf, schnell abhängig zu machen, daher empfehle ich ausschließlich die Alternative aus Kochsalz. Diese kann man sich entweder selbst zusammenrühren oder aber gebrauchsfertig in der Apotheke kaufen. Und warum sollte man gerade als Langschläfer immer ein Fläschen Nasentropfen zur Hand haben? Die Antwort liegt auf der Hand: Damit man gut und ungestört schlafen kann. Denn mit einer geschwollenen Nasenschleimhaut darf man sich weder über eine unruhige Nacht noch am nächsten Morgen über Halsschmerzen oder einen vom Schnarchen angenervten Partner wundern.

Kopfkissen

Ein Kopfkissen ist wie ein liebevoller Partner, der sich Nacht für Nacht an einen schmiegt, dem man seine größten Geheimnisse anvertrauen kann und der sich auch nicht beschwert, wenn man ihn einmal aus Versehen vollgesabbert hat. Für mich ist nicht der Hund, sondern das Kopfkissen der beste Freund des Menschen. Für andere hingegen ist das Kissen nur ein mit Daunen,

75

Schaumstoff oder anderem weichen Material gefüllter Beutel. Diese Ignoranz finde ich erschreckend, schließlich ruht der eigene Kopf mehr als ein Drittel unseres Lebens auf diesem Geschenk des Himmels. Dass Menschen den wahren Wert eines guten Kissens nicht erkennen, kann nur dem Umstand geschuldet sein, dass sie einfach noch nicht das zu ihnen passende Kissen gefunden haben. Denn genau wie bei der menschlichen Partnersuche gilt bei der Kopfkissenwahl: Jedes Töpfchen findet sein Deckelchen. Oder in diesem Fall vielleicht besser: Jedes Köpfchen findet sein Deckelchen! Man sollte sich deshalb niemals mit dem Erstbesten zufriedengeben. Ein gutes Kissen will gut ausgesucht sein. Und es will auch gepflegt sein. Ansonsten liegt man schon nach kurzer Zeit in einem Meer aus Kot und toten Milben.

Also: Immer sauber bleiben!

Bettdecke

Mit der Bettdecke verhält es sich genau wie mit dem Kopfkissen: Wenn man sie nicht regelmäßig pflegt, wird daraus ein Milbenfriedhof. Doch wenn man kein Allergiker ist und einen die Vorstellung nicht stört, von tausend kleinen Krabbeltierchen bedeckt zu sein, kann man als Langschläfer auch mit ungewaschener Bettdecke glücklich werden. Denn eine Decke dient beim Schlafen in erster Linie dem Erhalt der Körpertemperatur. Im Gegensatz zum Kopfkissen kann ein Langschläfer also mit fast jeder Decke glücklich werden, vorausgesetzt, sie hält ihn immer schön warm.

Matratze

Bei Matratzen scheiden sich die Geister. Die einen schwärmen von Wasserbetten, andere von Federkern, wieder andere stehen auf Latex oder Schaumstoff. Alle loben ihre Präferenz und warnen vor der jeweils anderen. Man streitet sich aber nicht nur über das Material, sondern auch über den Härtegrad. Fast scheint es, als wäre man sich bei Matratzen allein über die Tatsache einig, dass man auf ihnen liegen sollte und nicht darunter. Es gibt bezüglich der »richtigen« Matratze also nur eine gute Empfehlung: ausprobieren!

Bett

Was ist ein Bett? – Egal, wem man diese Frage stellt, man erntet einen konsternierten Gesichtsausdruck.

»Wie, ›Was ist ein Bett?‹? Ist doch klar: Das Ding, auf dem man nachts schläft!«

So weit richtig, aber wenn man dann nachfragt, woraus denn ein Bett besteht, ist es mit der Selbstsicherheit meist schon dahin.

»Äh, also, aus Holz oder aus Metall oder manchmal auch aus Kunststoff …«

Falsch. Ein Bett besteht nach gängiger Definition aus drei Komponenten:

Matratze, Lattenrost, Bettgestell.

Matratze und Lattenrost zusammen bezeichnet man als »Bettsystem«, im Verbund mit einem Bettgestell sind sie ein »Bett«. So einfach ist das. Und obwohl jeder zum Begriff »Bett« ein klares Bild vor Augen hat, fällt es den meisten schwer, dieses Bild zu beschreiben. Typischerweise wird das nicht Sichtbare in diesem geistigen Bild, der Lattenrost, gern vergessen. Gerade dieser »blinde Fleck« ist aber ein wichtiger Bestandteil eines guten Bettes, unterstützt er doch die Eigenschaft der Matratze, sich dem Körper anzuschmiegen. Und deswegen sollte man an einem optimalen Lattenrost ebenso wenig sparen wie an der perfekten Matratze.

B) Entbehrliches Zubehör

Uhr

Wenn ich hier von »Uhr« spreche, meine ich tatsächlich eine Uhr und nicht das böse W-Wort. Eine leise oder am besten gar nicht tickende Uhr dient einem Langschläfer ausschließlich zur Orientierung. Ein kurzer Blick auf Ziffern oder Zeiger, und man weiß sofort, wie lange man geschlafen hat oder ob der früh aufstehende Partner noch neben einem liegt. Ein konsequenter Langschläfer braucht keine Alarmfunktion, denn er lebt nach seinem ureigenen Schlafrhythmus. Für viele klingt das heutzutage so fremd wie für Menschen vor einhundert Jahren die 38-Stunden-Woche. Und doch zeigt gerade dieses Beispiel, dass man nie müde werden sollte, für seine Ideale zu kämpfen. Verbannen wir den Wecker nicht nur aus unseren Schlafzimmern, sondern gleich aus unserem Wortschatz! Wie schön könnte die Welt sein, wenn keiner mehr von diesen fiesen Wachmachern spräche, wenn all die kleinen Folterinstrumente verboten wären. Heimtückisch verstecken sie sich mittlerweile sogar schon in Mobiltelefonen, Computern, Hi-Fi-Anlagen und Fernsehern. Man müsste auf jegliche moderne Kommunikation verzichten, um diesen schrecklichen Geräten endgültig zu entkommen. Ein unmögliches Unterfangen.

Aber allein die Verbannung aller piependen oder klingelnden oder sonst irgendwie nervtötenden Alarmgeber aus dem eigenen Schlafzimmer stellt einen aufrechten Langschläfer bereits vor schwerwiegende Probleme: Tischuhren ohne Alarmfunktion scheint es überhaupt nicht mehr zu geben. Was bleibt, sind Wanduhren, doch wer weiß, wie lange noch. Will man also sichergehen, verzichtet man lieber komplett auf eine Schlafzimmeruhr, dreht sich morgens um und schaut selbst nach, ob der Partner schon aufgestanden ist.

Fensterläden, Jalousien, Rollläden

Der Mensch ist schon ein pfiffiges Kerlchen. Als er merkte, dass man aus Holz, Fell und Steinen einen prima Schutz gegen Wind und Wetter errichten kann, verließ er seine Höhle und baute Hütten und Zelte. Alsbald wurde er sesshaft, seine Behausungen wurden größer und stabiler, er merkte, dass er durch kleine Wandöffnungen die Sichtverhältnisse in seinem neuen Zuhause dauerhaft verbessern konnte. So erfand er quasi nebenher das, was wir heutzutage Fenster nennen. In der Frühzeit der Menschheitsgeschichte waren Fenster allerdings noch keine Bedrohung für ausgiebigen Schlaf. Da es damals noch kein Glas gab, verhängte man die Fenster nachts mit Fellen, um Regen und Kälte auszusperren. So war der Schlafraum nicht nur muckelig warm, sondern auch schön dunkel. Doch das hat sich im Laufe der Jahrtausende geändert: Das Fensterglas wurde erfunden, die Felle verschwanden und nichts hinderte die Sonne mehr an frühmorgendlichem Terror. So lange, bis der Erfindungsreichtum der Menschen diesem Terror im wahrsten Sinne des Wortes einen Riegel vorschob: den Fensterladen. Fortan blieb die Sonne wieder draußen und drinnen war es nicht nur muckelig warm, sondern wieder schön dunkel. Moderne Zeiten machten aus den Fensterläden zuerst Jalousien und dann Rollläden, doch das Ergebnis blieb stets das gleiche: Der Mensch emanzipierte sich von den Tageszeiten.

Fliegengitter

Man weiß nicht, ob die Erfindung der Stechmücke eine direkte Antwort Gottes auf Evas Sündenfall war, aber eines ist klar: Sollte es den Allmächtigen tatsächlich geben, hat er dieses kleine blutsaugende Insekt erschaffen, um den Menschen zu ärgern. Auch wenn Stechmücken in der Natur durchaus ihren Zweck als Spinnen- und Vogelnahrung erfüllen, ich bin mir sicher, man würde diese Viecher genauso gut anders sattbekommen. Und wenn es schon unbedingt Mücken sein müssen, warum dann welche, die stechen?

Und warum dieses nervtötende Geräusch beim Fliegen? Dass diese kleinen Biester verdammt hässlich sind, ist ja nicht weiter schlimm. Kaum jemand hat so gute Augen, dass er einer winzigen Stechmücke ins Gesicht blicken könnte, und wenn doch, dann soll er einfach wegschauen. Weghören wird da schon schwieriger. Wegfühlen schlicht unmöglich.

Wohl dem, der ein Fliegengitter vor seinem Fenster hat. Ohne diese Schutzvorrichtung wird auch der friedfertigste Mensch im Sommer allabendlich zum Massenmörder. Denn selbst wenn man das nervtötende, an- und abschwellende »tsssiii« mittels hochwertiger Ohrenstöpsel ausblenden kann – wer möchte sich schon jeden Abend zentimeterdick mit Chemie bedecken, um nicht gestochen zu werden? Darüber hinaus hilft diese vielleicht gegen fiese Stechmücken, lästige Stubenfliegen aber wird sie nicht beeindrucken. Diese starten ihren Terror pünktlich zum Sonnenaufgang, indem sie einem vorzugsweise übers Gesicht spazieren oder aufgeregt durchs Schlafzimmer brummen. Fast könnte man meinen, Mücken und Fliegen würden in Reagenzgläsern geheimer Genlaboratorien von Schlafterroristen und Frühaufstehern gezüchtet. Wenn Fliegen tatsächlich irgendwann so klein sein sollten, dass sie durch jegliche Fliegengitter hindurchpassen, sollte man dieser Theorie dringend genauer nachgehen. Bis dahin reicht der Weg in den Baumarkt und ein wenig handwerkliches Geschick.

Heizung und Klimaanlage

Ein gesunder Mensch hat eine Körperkerntemperatur zwischen 35,8 °C und 37,2 °C. Der Erhalt dieser Temperatur ist lebensnotwendig, daher reagieren wir unverzüglich, wenn uns zu warm oder zu kalt ist. Schwitzen kühlt den Körper durch Verdunstung, Zittern erwärmt ihn durch Muskelbewegung. Wenn einer dieser beiden Prozesse im Gange ist, braucht man an Schlaf nicht mehr zu denken. Daher ist eine ausgewogene Raumtemperatur für den gesunden Schlaf essenziell. Heutzutage reicht es, zu diesem Zweck an einem kleinen Rädchen zu drehen, und schon springt, je nach Jahreszeit, die Heizung oder die Klimaanlage an. Oder vielleicht sollte man besser sagen »heutzutage würde es reichen«, denn die Realität sieht in den meisten deutschen Schlafzimmern ein wenig anders aus. »Im Bett ist der Mensch nicht gern allein …« wusste schon Rio Reiser zu singen und egal, wie einig man sich auch sonst sein mag, die nächtliche Raumtemperatur bleibt so lange ein Streitpunkt, bis einer von zwei Liebenden klein beigibt und sich eine dickere oder dünnere Decke besorgt. So kommt es, dass ich mir im Winter jede Nacht bei geöffnetem Fenster unter einem Berg von Daunenfedern denke: »Wozu hat dieses Haus eigentlich eine Heizung?«

Kaffeemaschine

Natürlich braucht man als Langschläfer nicht zwingend eine Kaffeemaschine und es soll ja auch Teetrinker unter den Freunden eines geruhsamen Morgens geben. Trotzdem möchte ich kurz auf die Gefahren dieser Geräte eingehen. Gefahren zeigen sich in Bezug auf Kaffeemaschinen nur in Mehrpersonenhaushalten, und dort vor allem an sogenannten Vollautomaten. Ich habe zu diesen Geräten ein gestörtes Verhältnis, da mir von den stolzen Besitzern solcher Maschinen schon zu viel schlechter Kaffee vorgesetzt wurde. So kann ich durchaus verstehen, dass einer meiner besten Freunde nur von »Vollhorstautomaten« spricht. Denn die Tasse unter den Automaten stellen und einen Knopf drücken, das schafft nun wirklich jeder. Die Maschine allerdings so zu konfigurieren, dass der von ihr gebrühte Kaffee tatsächlich schmeckt, bedarf einer Kunstfertigkeit, über die die meisten Vollautomatenbesitzer leider nicht verfügen. Darüber hinaus beendet die Mehrzahl dieser Geräte ihren Brühvorgang mit schlagartiger Belüftung, bei der zuweilen ein Schalldruck von über 70 Dezibel entsteht. Bei dem damit verbundenen Krach reicht ein kaffeetrinkender Frühaufsteher im Haus, und schon ist es um die morgendliche Ruhe geschehen. Achten Sie daher beim Kauf einer neuen Kaffeemaschine stets auf deren Lautstärke. Aus meiner langjährigen Erfahrung als Gastronom kann ich Ihnen außerdem verraten: Ein Vollautomat für mehr als 5000 Euro ist ein Kompromiss, eine Maschine für weniger Geld eine Zumutung!

Brotbackautomat

Kommen wir zur Abteilung »Absoluter Luxus«. Jeder Langschläfer weiß, dass er am Wochenende selbst für frisches Backwerk sorgen muss, da die Mehrheit der früh aufstehenden Bäcker sonntags nicht arbeitet. Die meisten greifen in ihrer Not zu Fertigprodukten, die man innerhalb von fünf bis zehn Minuten in einem handelsüblichen Ofen aufbacken kann. Bei Brötchen mag das ein durchaus schmackhafter Kompromiss sein, aber Brot lässt sich so nicht ersetzen. Richtiges Brot will richtig gebacken sein. Glücklich, wer zu diesem Zwecke über einen kleinen, handlichen Backautomaten verfügt, denn mit diesen Geräten wird die Brotherstellung tatsächlich zum Kinderspiel. Mehl, Flüssigkeit und Hefe rein, Deckel zu – den Rest macht der Automat. Der Clou an der Geschichte: Die meisten dieser praktischen Haushaltshelfer verfügen über einen Timer, der dafür sorgt, dass das Brot genau zur richtigen Zeit fertig ist. Und das ist bei einem Langschläfer garantiert nicht am frühen Morgen!

»Brunch«. Sagen Sie einfach ganz laut »Brunch«. Los, machen Sie einmal. Kurze Lesepause und jetzt laut: »Brunch«.

Klingt seltsam, oder? In etwa so wie eine dieser Geräuschumschreibungen in Comics, wie »Klirr«, »Zack« oder »Zisch«. Jedes Mal, wenn ich das Wort »Brunch« höre, denke ich automatisch an Donald Duck, wie er gerade auf einer Tomate ausrutscht. »Brunch!« Und dann frage ich mich immer zwangsläufig: Wer hat sich so ein blödes Wort für eine so tolle Sache ausgedacht?

Erfunden im 19. Jahrhundert, bezeichnete man den Brunch ursprünglich als »Gabelfrühstück«. Warum man dieses elegante Wort dann jedoch durch den Kunstbegriff »Brunch«, eine Kombination aus *breakfast* und *lunch* ersetzte, ist leider nicht überliefert.

Wie dem auch sei, der Brunch ist eine der besten Ideen, zu denen sich der menschliche Geist je fähig gezeigt hat. Und in der Gastronomie ist der Brunch geradezu revolutionär. Wer als Langschläfer gelegentlich in Hotels übernachtet, weiß wovon ich spreche: Durchschnittliche Frühstückszeiten von 7 bis 10 Uhr geben einem eher das Gefühl von Gefängnis oder Krankenhaus denn von Gastfreundschaft. Ganz anders der Brunch. Ein echter Brunch beginnt vielleicht schon am Morgen, endet aber nicht vor 15 Uhr, ist also absolut langschläferkompatibel! Doch auch zu Hause ist ein Brunch eine ausgeschlafene Sache. Mit den nachfolgenden Rezepten kann man den überwiegenden Teil der Vorbereitungen schon am Tag zuvor erledigen. Wer dann auch noch den Tisch gedeckt hat, dem bleibt morgens fast nur das Kaffeekochen. Ganz schlaue Langschläfer begrüßen ihre Gäste mit einem Gläschen Sekt und beginnen erst anschließend mit dem Kochen von Kaffee und Tee. Derart »ruhiggestellt« verzeihen einem die meisten Menschen gern, dass man gerade noch zwei, drei Dinge erledigen muss.

Brot, Brötchen & Co.

Die Preisfrage: Woran merkt man, dass man im 21. Jahrhundert lebt?

An der Tatsache, dass man auch sonn- und feiertags frische Brötchen kaufen kann.

Woran merkt man hingegen, dass man noch nicht im 22. Jahrhundert lebt?

Daran, dass die meisten Bäckereien am Sonntag zwar öffnen, aber bereits um 11 Uhr wieder geschlossen haben. Aber einmal im Ernst: Wie kann man am Wochenende schon dermaßen früh eine Bäckerei schließen? Zu einer Zeit, zu der die Hälfte der Bevölkerung gerade erst die Augen aufmacht. Da sieht man doch einmal mehr, wie sehr sich chronischer Schlafentzug auf das Denkvermögen auswirkt!

Liebe Bäcker, auch wenn ihr euch das wahrscheinlich kaum vorstellen könnt: Seid versichert, sonntags reicht es völlig aus, wenn ihr um 11 Uhr öffnet, dafür aber erst nach drei schließt!

Bis diese Botschaft bei allen Bäckern angekommen ist, bleiben an einem Sonntag drei Alternativen, um an frische Brötchen, Laugenbrezel und Croissants zu gelangen:

1. Man fragt seine Gäste, ob sie eventuell Brötchen, Brezen und Croissants mitbringen können.
2. Man greift zu Tiefkühlkost oder Tankstellenware.
3. Man backt selbst.

Auch wenn die ersten beiden Varianten mit der wenigsten Arbeit verbunden sind, gibt es gute geschmackliche Gründe, zumindest einen Teil der Backwaren selbst herzustellen. Nachfolgend zwei Rezepte, die ich wärmstens empfehlen kann.

FRANZÖSISCHE BRIOCHES

Für 6 Brioches benötigt man:
80 ml warme Milch
30 g Zucker
250 g Mehl
10 g frische Hefe
200 g Butter
3 mittelgroße Eier
1 Prise Salz
1 Eigelb
1 EL Milch

Brioches- oder Muffinförmchen von ca. 9 cm Durchmesser

Milch und Zucker verrühren, Hefe und 1 EL Mehl hinzugeben. Anschließend das Ganze 15 Minuten zugedeckt ruhen lassen. Danach aus dem Vorteig, dem restlichen Mehl, Eiern, Salz und Butter einen Teig kneten und alles wiederum abgedeckt an einem warmen Ort gehen lassen. Den Backofen auf 180 °C vorheizen, 6 Brioches- oder Muffinförmchen buttern und den Teig noch einmal gut durchkneten. Ein Viertel des Teiges beiseitestellen, den Rest in die Förmchen verteilen und jeweils in die Mitte eine kleine Vertiefung eindrücken. Aus dem restlichen Teig 6 Kügelchen formen, in die Vertiefungen legen und leicht andrücken. Für eine schön goldgelbe Farbe das Eigelb mit der Milch verquirlen und die Mischung auf die Brioches streichen. Auf mittlerer Schiene bei 180 °C 20–25 Minuten backen und nach dem Backen etwas auskühlen lassen, stürzen et voilà. Über Nacht packt man die Brioches am besten in eine Plastiktüte, dann sind sie nämlich auch am nächsten Morgen noch frisch und lecker.

SCHWÄBISCHER FRÜHSTÜCKSZOPF

500 ml Milch
10 g frische Hefe
1 Prise Salz
1 Prise Zucker
500 g Mehl
3 EL Walnussöl
1 Eigelb
1 EL Milch
100 g Mandelblättchen
Puderzucker

1 Gugelhupfform oder Ähnliches

250 ml Milch leicht erwärmen und die Hefe darin auflösen. 1 Prise Salz und 1 Prise Zucker hinzufügen und alles an einem warmen Ort zugedeckt 15 Minuten ruhen lassen. Das Mehl in eine Schüssel geben, die Hefemilch, das Öl und die restliche Milch unter Rühren hinzufügen. Den Teig mindestens 10 Minuten lang kräftig durchkneten und an einem warmen Ort zugedeckt 45 Minuten gehen lassen. Anschließend noch einmal kräftig durchkneten, zu einer Rolle drehen und diese in die Backform legen. Noch einmal zugedeckt an einem warmen Ort 45 Minuten gehen lassen. Das Eigelb mit 1 EL Milch schlagen und über den Zopf streichen, die Mandeln darauf verteilen und bei 180 °C 50 Minuten lang backen, bis der Zopf goldbraun wird. Auf ein Kuchengitter stürzen, abkühlen lassen und mit

Puderzucker bestreuen, fertig. Auch hier funktioniert der Trick mit der Plastiktüte sehr gut.

Dips & Tricks

Bei einem Brunch sollte die Eifler Wurstsorte mit »U«, der Uffschnitt, genauso wenig fehlen wie Käse, Marmelade, Honig und Nussnougatcreme. Doch da ein Brunch viel mehr ist als nur ein simples Frühstück, gehören auch raffinierte Dips auf den Tisch.

Hier meine Favoriten:

PREISELBEER-MEERRETTICH-DIP

4 EL Sahnemeerrettich
3 EL Preiselbeerkonfitüre
1 EL Zitronensaft
1 EL Naturjoghurt
1 TL Zitronenschale, von einer unbehandelten Zitrone
Worcestershiresauce
Salz und Pfeffer

Alles gut vermischen und mit Worcestershiresauce, Salz und Pfeffer abschmecken, that's it.

GUACAMOLE (Avocadodip)

2 reife Avocados
1 EL Limettensaft
2 kleine Tomaten
1 rote Zwiebel
2 grüne Chilischoten

1 TL frisch gehackter Koriander
2 EL Öl
½ TL frisch gemahlener Pfeffer
Salz

Das Fruchtfleisch der Avocados mit einer Gabel fein zerdrücken und mit Limettensaft verrühren. Tomaten, Zwiebel und Chilis fein hacken, Koriander und Öl zugeben und mit der Avocado-masse gut vermischen. Mit Salz und Pfeffer nach Geschmack würzen.

¡Qué aproveche!

Aioli
1–2 Eigelb
Salz und Pfeffer
125 ml Öl
2 Knoblauchzehen
1 TL frisch gepresster Zitronensaft

Ganz wichtig: Die Schüssel sowie alle Zutaten sollten Raum-temperatur haben, sonst besteht die Gefahr, dass die Aioli bei der Zubereitung gerinnt.

1 Eigelb in eine Schüssel geben und mit frisch gemahlenem Pfeffer und Salz würzen. Das Öl unter Rühren mit dem Schnee-besen langsam in einem dünnen Strahl zugießen, bis eine cre-mige Mayonnaise entsteht. Sollte die Aioli trotzdem gerinnen, hat man das Öl zu schnell hineingegossen. Dann wieder ein Eigelb in eine Schüssel geben, würzen und die geronnene Aioli teelöffelweise hinzufügen, während man mit dem Schneebesen rührt, bis alles schön cremig wird. Mit Zitronensaft vermischen und den Knoblauch hineinpressen. Guten Appetit und happy Mundgeruch!

TZATZIKI

½ Salatgurke
500 g Quark
250 g Naturjoghurt
2 gepresste Knoblauchzehen
Salz und Pfeffer
Paprikapulver

Die Gurke schälen und raspeln sowie mit Knoblauch, Quark und Joghurt verrühren. Mit Salz, Pfeffer und Paprika abschmecken. Über Nacht ziehen lassen. Καλή όρεξη!

Von der Wiege bis zur Bahre, Suppe ist das einzig Wahre

Es gibt sie in allen Farben und Geschmacksrichtungen, es gibt sie in dick und dünn und es gibt sie in warm und kalt: Suppen. Zu jedem guten Brunch gehört auch mindestens eine gute Suppe. Ob man dabei eher zu deftig und heiß oder lieber zu edel und kalt greift, sollte man am besten die Jahreszeit entscheiden lassen. Meine Lieblingssuppen für Frühling, Sommer, Herbst und Winter:

LAUWARME GURKEN-KOKOS-SUPPE
(für ca. 6 Personen)

2 mittelgroße Zwiebeln
2 EL Öl
4 Salatgurken
500 ml Wasser
500 ml Kokosmilch
3–4 TL Salz
2 große Stängel Dill
1 Prise Chili oder Pfeffer

Öl in einen Topf geben, Zwiebeln fein hacken und darin kurz anbraten. Nun die Gurken schälen, entkernen und in Stücke schneiden. Diese mit in den Topf schütten, sobald die Zwiebeln etwas glasig geworden sind. Das Ganze daraufhin mit Wasser und Kokosmilch ablöschen und salzen. 15 Minuten auf kleiner Flamme kochen, anschließend den Dill hinzugeben und alles pürieren. Alles kurz aufkochen, mit Salz und Chili oder Pfeffer abschmecken. Die Suppe über Nacht in den Kühlschrank stellen und zum Brunch lauwarm servieren. Weckt Lebensgeister und Frühlingsgefühle!

ANDALUSISCHE GAZPACHO (für ca. 6 Personen)
1 kg Tomaten
1 Gemüsezwiebel
1 Gurke
1 rote Paprikaschote
6 Zehen Knoblauch
1 Chilischote
15 EL Balsamico
1 Packung passierte Tomaten
500 ml kalte Gemüsebrühe
Salz und Pfeffer
4 Scheiben Toastbrot
8 EL Olivenöl

Das Gemüse putzen und in Stücke schneiden. Zusammen mit der Brühe und dem Toastbrot pürieren und am Schluss das Olivenöl hinzugeben. Im Kühlschrank über Nacht ziehen lassen und zum Brunch eiskalt servieren. Wer will, kann die Gazpacho noch mit klein geschnittenen Tomaten, Gurken sowie Zwiebeln garnieren und aus voller Brust singen »So schmeckt der Sommer ...«.

Maronensuppe (für ca. 4 Personen)

1 EL Butter
1 Zwiebel
2 Knoblauchzehen
400 g geschälte Maronen
1 Schuss Sherry
500 ml Gemüsebrühe
200 g saure Sahne
Salz und Pfeffer
1 Prise Muskatnuss
1 Prise Cayennepfeffer
Speisestärke nach Bedarf

Die Butter in einem Topf erhitzen. Die Zwiebel hacken und in der Butter glasig schwitzen. Maronen zerkleinern. Den Knoblauch und die klein geschnittenen Maronen hinzugeben und kurz mitschwitzen lassen. Anschließend mit dem Sherry ablöschen und mit der Gemüsebrühe auffüllen. Bei mäßiger Hitze 10 Minuten köcheln lassen. Das Ganze pürieren und erneut erhitzen. Die saure Sahne einrühren, mit Salz, Pfeffer, Muskatnuss und Cayennepfeffer abschmecken und je nach Bedarf mit Speisestärke binden. Fertig ist das leckere Herbstsüppchen!

Frische Gemüsesuppe (für ca. 6 Personen)

2 ½ l Wasser
3 EL gekörnte Gemüsebrühe
3 große Zwiebeln
1 mittelgroßer Sellerie
1 Kohlrabi
1 Bund Möhren
3 Stangen Lauch
1 kleiner Kopf Weißkohl oder Wirsing

2 grüne Paprikaschoten
1 Knolle Fenchel
1 Dose geschälte Tomaten
2 Chilischoten
Kräuter
Salz und Pfeffer

Wenn man das Gemüse schon am Vorabend putzt und klein schneidet, kann man die Gemüsesuppe problemlos direkt vor dem Brunch zubereiten.

Dazu Wasser mit der Gemüsebrühe in einem Topf zum Kochen bringen. Nun das Gemüse hinzugeben und zugedeckt ca. 30 Minuten sprudelnd kochen. Mit frischen Kräutern, Salz und Pfeffer nach Geschmack würzen, und schon hat man ein leckeres Süppchen, das wach und fit macht.

Da haben wir den Salat!

Damit ein Salat zum Fitmacher und nicht zum Stein im Magen wird, sollte man zum Brunch nur fett- und kalorienarme Salate reichen. Ideal wäre frischer Fruchtsalat, doch das Rezept dazu wird man hier vergeblich suchen. Denn einen Fruchtsalat muss man auf jeden Fall frisch zubereiten. Schneidet man das Obst schon am Vortag und lässt es über Nacht stehen, haben sich am Morgen die meisten Vitamine in Luft aufgelöst und man hat ein buntes, aber totes Durcheinander. Das sollte man weder sich noch seinen Gästen zumuten. Daher hier ein paar Alternativen:

MÖHRENSALAT (für ca. 6 Personen)

600 g Möhren
3 Äpfel
100 g saure Sahne
3 TL Sesam- oder Walnussöl
3 TL Honig
1 Spritzer Zitronensaft

Die Möhren und die geschälten sowie entkernten Äpfel fein raspeln. Zitronensaft, Honig, Öl und saure Sahne hinzufügen. Alles gut durchmischen, fertig!

THUNFISCH-REIS-SALAT (für ca. 4 Personen)

200 g Reis
2 kleine Dosen Thunfisch im eigenen Saft
3 kleine Zwiebeln
5 kleine Tomaten
5 kleine Gewürzgurken
10 EL fettreduzierte Mayonnaise
etwas Gurkenflüssigkeit
Salz und Pfeffer

Den Reis garen und den Thunfisch gut abtropfen lassen. Zwiebeln, Gewürzgurken und Tomaten in feine Würfel schneiden. Die Mayonnaise mit einem Schluck Gurkenwasser verquirlen, Tomaten, Gewürzgurken und Zwiebeln unterheben, mit Thunfisch sowie gegartem Reis vermengen und mit Salz und Pfeffer abschmecken. Geht schnell und schmeckt lecker.

LEICHTER KARTOFFELSALAT (für ca. 4 Personen)

500 g Kartoffeln
400 g Möhren
600 g Zucchini, gewaschen, der Länge nach halbiert
4 EL Essig
1 TL Senf
Salz und Pfeffer
6 EL kalt gepresstes Öl
4 Stängel glatte Petersilie

Kartoffeln waschen und in der Schale ca. 20 Minuten kochen. Danach mit kaltem Wasser abschrecken, schälen und abkühlen lassen. Die Möhren schälen, waschen, in feine Stifte schneiden. Zucchini und Kartoffeln in kleine Scheiben schneiden und mit den Möhren vermengen. Essig und Senf vermischen sowie mit Salz und Pfeffer würzen. Das Öl mit einem Schneebesen unterrühren und anschließend das Ganze unter den Salat heben und über Nacht durchziehen lassen. Für das Auge und den frischen Geschmack vor dem Servieren noch alles mit Petersilie garnieren. Das weckt schließlich die Lebensgeister.

Fisch und Fleisch

»Fleisch« ist ein ähnlich hässliches Wort wie »Brunch«, doch es klingt immer noch besser als »totes Tier«. Da aber nicht der Name, sondern der Geschmack entscheidet, sind Braten und Filet bei jedem Brunch gern gesehene Gerichte. Ebenso Fischvarianten. Neben dem obligatorischen Räucherlachs kann man zum Beispiel marinierte Hähnchenschenkel oder kleine Schafskäse-Hack-Bällchen anbieten. Wer es ein bisschen aufwendiger mag, dem sei die delikate Lachsrolle ans Herz gelegt. Und so geht das alles:

MARINIERTE HÄHNCHENSCHENKEL

4 EL Honig
2 TL Paprikapulver
2 TL Senf
4 TL Zitronensaft
4 EL Sonnenblumenöl
Salz und Pfeffer
8 Stück Hähnchenschenkel

Honig, Paprikapulver, Senf, Zitronensaft und Sonnenblumenöl
verrühren. Mit Salz und frisch gemahlenem Pfeffer abschmecken. Die Hähnchenschenkel abspülen, trocken tupfen und mit
der Marinade bestreichen. Danach ungefähr 2 Stunden ruhen
lassen. Anschließend unter Wenden ungefähr 20 Minuten gril-
len oder braten. Schmeckt sowohl warm wie auch kalt!

SCHAFSKÄSE-HACK-BÄLLCHEN

1 Zwiebel
500 g gemischtes Hackfleisch
1 Knoblauchzehe
2 EL Semmelbrösel
2 Eier
Salz und Pfeffer
200 g Schafskäse
3 EL Öl

Zwiebel fein hacken. Anschließend mit dem Hackfleisch, dem
gepressten Knoblauch, ungefähr 2 EL Semmelbrösel und den
Eiern gut vermischen. Mit Salz und Pfeffer würzen. Den Schafskäse in 8 Portionen teilen. Aus dem Hackfleisch kleine Kugeln
formen und jeweils 1 Stück Schafskäse hineindrücken. Das
Ganze in heißem Öl braten. Warm oder kalt ein Leckerbissen!

LACHSROLLE MIT SPINAT-KÄSE-FÜLLUNG

200 g Rahmspinat
1 Ei
150 g Gouda
150 g Frischkäse mit Kräutern
250 g dünne Lachsscheiben, geräuchert

Den Spinat auftauen, mit 1 Ei verquirlen und auf einem Back-blech mit Backpapier verteilen. Den Gouda reiben, auf den Spi-nat streuen und bei 180 °C backen, bis der Käse gut verlaufen ist. Abkühlen lassen, erst den Frischkäse und dann die Lachsschei-ben darauf verteilen. Zu einer Rolle drehen und mit Alumini-umfolie umwickeln. Die Rolle über Nacht in den Kühlschrank legen. Vor dem Servieren die Alufolie entfernen und die Rolle in dicke Scheiben schneiden.

Das Beste zum Schluss – der Nachtisch

»Morgens wie ein Kaiser, mittags wie ein König und abends wie ein Bettler.« Wer nach dieser Devise lebt, kann schlemmen »wie Gott in Frankreich«, ohne auszusehen wie Obelix. Aber was macht man als Langschläfer, der den Morgen nicht kennt und der seine erste Mahlzeit gegen Mittag verspeist? Ganz einfach: Man macht sich locker! Denn wenn man sein Frühstück gegen 12 Uhr, sein Mittagessen gegen 17 Uhr und sein Abendessen ge-gen 22 Uhr zu sich nimmt, ist man immer noch in einem Zeitrahmen des eingangs zitierten Spruchs. Folglich kann man bei einem Brunch so richtig Vollgas geben. Also, auf geht's!

Erdbeer-Tiramisu

½ Vanilleschote
250 g Magerquark
250 g Mascarpone
2 EL Orangensaft
2 EL Zucker
200 ml Sahne
250 g Erdbeeren
100 ml Orangensaft
1 EL Zucker
8 EL Erdbeerlimes
150 g Löffelbiskuits
Kakao zum Bestäuben

Das Mark aus der Vanilleschote kratzen und mit dem Quark, dem Mascarpone, 2 EL Orangensaft sowie 2 EL Zucker so lange verrühren, bis die Masse glatt und luftig ist. Sahne schlagen und sorgfältig unterheben. Bis zum Einfüllen kühl stellen. Erdbeeren waschen und putzen. Einige Erdbeeren für die Garnitur beiseitelegen. Die restlichen Erdbeeren mit Orangensaft, 1 EL Zucker und dem Erdbeerlimes pürieren. Eine Form mit der Hälfte der Löffelbiskuits auslegen. Die Hälfte der Erdbeersauce darüber verteilen, dann die Hälfte der Quarkcreme daraufgeben und glatt streichen. Die zweite Schicht in der gleichen Art auftragen. Das Tiramisu zugedeckt über Nacht im Kühlschrank fest werden lassen und vor dem Servieren mit den restlichen Erdbeeren und Kakaopulver verzieren. Besonders lecker: Stellt man das Tiramisu vor dem Servieren noch eine Stunde ins Gefrierfach, erhält man ein wunderbares *Semifreddo*!

MOUSSE AU CHOCOLAT

3 Eier
250 ml Sahne
100 g Bitterschokolade
150 g Halbbitterschokolade

Die Eier sorgfältig trennen und die Dotter in eine größere Schüssel geben. Eiweiß in einer zweiten Schüssel steif schlagen (wenn man eine Prise Salz hinzugibt, gelingt es fast immer). In einer dritten Schüssel die Sahne steif schlagen. Eiweiß und Sahne kalt stellen. Die Bitterschokolade klein schneiden und im Wasserbad langsam schmelzen. Die Eidotter schaumig rühren und mit der geschmolzenen Schokolade verrühren. Dann vorsichtig zuerst die Sahne und danach das Eiweiß unterheben. 100 g Halbbitterschokolade raspeln und ebenso vorsichtig unter die Schokoladen-Sahne-Masse mischen. Die fertige Mousse am besten in eine Glasschüssel füllen und die restlichen 50 g Halbbitterschokolade darüberhobeln. Über Nacht im Kühlschrank steif werden lassen, und am nächsten Morgen wird Ihren Gästen das Wasser im Mund zusammenlaufen. Versprochen!

Es gibt Dinge in einer Beziehung, die gehen gar nicht. Zum Beispiel die Frage »Duhu Schahatz … schläfst du noch?«. Warum hat man wohl die Augen zu? Weil man Tränenflüssigkeit sparen möchte? Menschen, die solche Fragen stellen, haben nur eines im Sinn: Sie möchten einen aufwecken. Und wer das einem Langschläfer frühmorgens antut, ist definitiv nicht sein Freund, geschweige denn sein Partner. Zu einer echten Beziehung gehört schließlich neben einer großen Portion Zuneigung auch der gegenseitige Respekt. Doch penetrantes Weckenwollen zeugt nicht von Respekt, sondern eher von einer quengelnden Nervensäge, die morgens mit sich allein nichts anzufangen weiß. Und egal wie man es dreht und wendet, in diesem Fall sollte man möglichst schnell Schluss machen. Lieber ein Ende mit Schrecken als ein ganzes Leben an der Seite eines nervtötenden Frühaufstehers!

Vielleicht hält man bei der Partnersuche tatsächlich besser nach einem Langschläfer-Herz Ausschau. Aber woran erkennt man das? Um sich bezüglich der Schlafpräferenzen seines Gegenübers wirklich sicher zu sein, müsste man sich gründlich mit dessen Genen beschäftigen. Wie wir wissen, sind es nämlich die Chronogene, also die »Zeitgene«, die darüber entscheiden, ob ein Mensch zu den normalen Langschläfern, zu den extremen Langschläfern oder aber zu den Frühaufstehern gehört. Doch dieses Wissen nützt rein gar nichts, solange man kein Rasterelektronenmikroskop zu Hand hat und es noch keinen Schnelltest zur Bestimmung von Chronogenen zu kaufen gibt. Bis dahin muss man seine potenziellen Partner gründlich unter die Lupe nehmen. Zu diesem Zweck ist es hilfreich, die ersten Treffen in die Abendstunden zu verlegen. Man hüte sich dabei aber vor voreiligen Schlüssen, denn auch ein berufstätiger Langschläfer kann, je nach Profession, unter der Woche abends sehr müde sein. Wirklich misstrauisch sollte man erst werden, wenn sich diese abendliche Müdigkeit am Wochenende ebenfalls einstellt. Dann kann man davon ausgehen, dass man es mit einem echten Frühaufsteher zu tun hat.

Die Unterscheidung zwischen echten Frühaufstehern und zwangsweisen Frühaufstehern ist nicht nur bei der Partnerwahl wichtig. Mit einem zwangsweisen Frühaufsteher kann man auf Dauer auch als Langschläfer klarkommen, mit einem echten nur unter größten Schwierigkeiten. Wie wir schon wissen, sind zwangsweise Frühaufsteher Menschen, die aus den unterschiedlichsten Gründen tagtäglich ihrem Schlafrhythmus Gewalt antun. Trotzdem ist bei diesen Menschen Hopfen und Malz noch nicht verloren, denn zumindest ihr Körper weiß genau, was er will. Spätestens am Wochenende nimmt er sich, was ihm unter der Woche verweigert wurde. Bei einem echten Frühaufsteher hingegen ist das anders. Dieser Menschenschlag behält auch am Wochenende seinen seltsamen Schlafrhythmus bei und beginnt den Tag zu einer Uhrzeit, zu der viele Langschläfer wahrscheinlich gerade erst zu Bett gehen. Mit einem echten Frühaufsteher kann ein Langschläfer nur unter größten Schwierigkeiten und mit sehr viel gegenseitiger Rücksichtnahme zusammenleben. Man sollte sich darüber im Klaren sein, dass dieser Mensch seinen Schlafrhythmus niemals ändern wird, er kann es gar nicht, da die Veranlagung zum Frühaufstehen in seinen Genen festgeschrieben ist.

Glücklicherweise sind echte Frühaufsteher in unserer Gesellschaft mit einem Bevölkerungsanteil von weniger als 20 Prozent deutlich in der Minderheit. Zwangsweise Frühaufsteher hingegen gibt es viel häufiger. Bekanntermaßen sind mehr als die Hälfte aller Mitmenschen nicht in der Lage, ihrem angeborenen Bedürfnis nach langem Schlaf nachzugehen. Die meisten von ihnen wissen um ihre Natur und werden die Frage »Frühaufsteher oder

Langschläfer?« klar mit »Langschläfer!« beantworten. Doch bei einigen zwangsweisen Frühaufstehern ist das anders. Hier zeigt sich eine große Diskrepanz zwischen Realität und Selbsteinschätzung. Oft haben sich erzwungene Frühaufsteher erfolgreich eingeredet, frei und selbstbestimmt zu leben, obwohl sie ihren natürlichen Schlafrhythmus längst auf dem Altar der Konformität geopfert haben. Manche Betroffene gehen sogar so weit, sich auch am Wochenende einen Wecker zu stellen. Hier ist die Selbstverleugnung bereits so stark fortgeschritten, dass man sie besser zusammen mit den echten Frühaufstehern in eine geistige Schublade steckt, auf der ein großes Schild warnt: »Nicht auszuhalten!«

Übrigens: Um herauszufinden, wie der potenzielle Partner tickt, ist die direkte Frage »Sag mal, bist du eigentlich Langschläfer oder Frühaufsteher?« auch aus einem anderen Grund nur bedingt hilfreich: Paarungswillige Menschen sind nicht immer die ehrlichsten. Besser man achtet sehr genau auf die kleinen, beiläufigen Bemerkungen des infrage kommenden Kandidaten. Erfährt man beispielsweise, dass der andere regelmäßig Frühstücksfernsehen schaut, hat dies nicht unbedingt etwas zu bedeuten. Diese Gewohnheit kann durchaus dem morgendlichen Informationsbedürfnis geschuldet sein. Hört man aus dem Gespräch aber heraus, dass er diese Art von Sendung gern anschaut, sollten alle Alarmglocken läuten. Weder zwangsweise Frühaufsteher noch echte Langschläfer ertragen das munter-alberne Geplapper sogenannter Frühstücksmoderatoren gern. Auch der Hinweis auf häufige Flohmarktbesuche erfordert genaueres Hinhören. Hat man es tatsächlich mit einem notorischen Schnäppchenjäger zu tun, sollte man die Sache mit der Partnerschaft lieber vergessen. Wer, bitte, steht am Wochenende freiwillig in aller Frühe auf, nur um den Flohmarkt nach brauchbaren und preiswerten Dingen abzusuchen? Wahrscheinlich die gleiche Sorte Mensch, die einen morgens mit der Frage »Duhu, Schahatz ... schläfst du noch?« aus Morpheus' Armen reißt.

Doch was tun, wenn man Beobachtungslegastheniker ist? Ein Mensch, der die kleinen Auffälligkeiten im Verhalten seiner Zeitgenossen partout nicht zu deuten weiß? Diesem empfehle ich die Benutzung nachfolgenden Fragebogens, auch wenn die Methode auf den ersten Blick etwas befremdlich erscheint. Wer sich dabei wirklich schämen sollte, der kann ja auch eine kleine Notlüge vorschieben, etwas im Stile von: »Mein/-e Schwester/Bruder/Tochter/Sohn/Neffe studiert Biologie. Im Augenblick sind sie gerade bei den Chronogenen und ich soll ihm/ihr bei einer Umfrage helfen. Füllst du mir auch so einen Bogen aus?« Eine solche Notlüge ist mehr als verzeihlich, schließlich sind im Krieg und in der Liebe alle Mittel erlaubt!

Elf Fragen, eine Antwort – der Chronotest für Anfänger

Treffen folgende Aussagen auf Sie zu? Bitte antworten Sie ausschließlich mit »Ja« oder »Nein«.

- Ich werde morgens schon vor dem Wecker wach.
- Am frühen Morgen bin ich am leistungsfähigsten.
- Ich bin abends immer sehr müde.
- Morgens fühle ich mich in der Regel fit und ausgeschlafen.
- Für ein öffentliches Nahverkehrssystem nach Mitternacht sehe ich keine Notwendigkeit.
- Sechs Stunden Schlaf finde ich ausreichend.
- Nach sieben Stunden Schlaf bin ich hellwach.
- Nach 24 Uhr schlafe ich meistens schon.
- Ich liebe es, morgens Frühstücksfernsehen zu schauen.
- Ich fange gern Würmer.
- Goldzähne finde ich attraktiv.

Die Auswertung dieses Chronotests ist relativ einfach:

Wer mehr als fünfmal mit »Ja« geantwortet hat, ist raus, und zwar ohne Wenn und Aber. Denn egal, welche Vorzüge dieser Mensch sonst auch aufweisen kann, er ist ein echter Frühaufsteher und wird es immer bleiben.

Hat er mehr als drei positive Antworten, kommt der Kandidat noch einmal in den Recall. Mit der augenzwinkernden Einleitung »Mein/-e Schwester/Bruder/Tochter/Sohn/Neffe hat da noch einige Fragen …« geht es dann ans Eingemachte. Nun wird es Zeit für konkrete Fragen wie »Wann gehst du am Wochenende ins Bett?«, »Was bedeutet für dich ›ausschlafen‹?«, »Wie lange brauchst du morgens, um fit zu werden?« etc.

Bei zweimal »Ja« kann man nur hoffen, dass der künftige Partner etwas schwer von Begriff ist und sich diese »Jas« auf die letzten beiden Aussagen bezogen haben. Mit verminderter Auffassungsgabe, komischen Hobbys und einem schlechten Geschmack lässt sich auf jeden Fall noch besser leben als mit zu wenig Schlaf.

Bei einem »Ja« hat der Proband wohl etwas falsch verstanden.

Bei keinem einzigen »Ja« kann man besten Gewissens schon einmal das Aufgebot bestellen: Dieser Mensch ist mit hundertprozentiger Wahrscheinlichkeit ein Langschläfer.

So viel zu den Vorsichtsmaßnahmen bei der Partnersuche. Doch was macht man, wenn das Kind schon in den Brunnen gefallen ist, wenn der Weg zum Standesamt kürzer war als der Weg zur Erkenntnis, dass der Partner ein unverbesserlicher Frühaufsteher ist?

Nun, dann hat man ein Problem. Und zwar ein ziemlich großes. Eine Scheidung ist nämlich umständlich und meistens auch teuer. Doch noch größer ist das Problem, wenn man als gläubiger Mensch sein Eheversprechen bei einer kirchlichen Trauung gegeben hat. »Bis dass der Tod euch scheidet …« bedeutet übersetzt ja nicht einfach nur »lebenslänglich«, also eine Strafe, aus der man bei guter Führung in der Regel bereits nach 15 Jahren entlassen wird. Dieses Versprechen ist eher gleichzusetzen mit »lebenslänglich plus anschließender Sicherheitsverwahrung«. Und das alles an der Seite eines Schlaftyrannen? Welch ein Horror! Verständlich, wenn der eine oder andere in einer solchen Situation auf mordlüsterne Gedanken kommt.

Doch Mord ist auch keine Lösung. Die Aufklärungsrate bei Mord liegt in Deutschland schon seit Jahren deutlich über 90 Prozent. Und ist man erst einmal geschnappt, kommt man quasi vom Regen in die Traufe, denn der Alltag im Gefängnis ist alles andere als langschläferfreundlich. In den meisten deutschen Justizvollzugsanstalten beginnt der Tag zwischen 6 und 7 Uhr morgens mit einer allgemeinen Durchsage, die die Insassen über Wochentag und Datum informiert. Und selbst, wenn man mit einem so guten Schlaf gesegnet ist, dass man diese Durchsage noch überhört, die anschließend erfolgende »Lebendkontrolle« wird einen definitiv wecken: Die Vollzugsbeamten geben nämlich nicht eher Ruhe, bis man mit einer Geste oder Antwort angezeigt hat, dass man weder tot ist noch schläft. Ich verstehe bis heute nicht, wie sich diese gängige Praxis in deutschen Gefängnissen mit Artikel 5 der UN-Menschenrechtskonvention verträgt. Dort steht doch deutlich: »Niemand darf der Folter oder grausamer, unmenschlicher Behandlung oder Strafe unterworfen werden.« Ist es etwa keine Folter, wenn man jemanden täglich um 6 Uhr in der Früh weckt, je nach Haftstrafe vielleicht sogar sein restliches Leben lang? So viel ist sicher: Wenn alle Langschläfer von der Praxis der »Lebendkontrolle« wüssten, würde sich die Zahl der begangenen Straftaten um ein Vielfaches reduzieren.

Mord ist also keine Lösung. Bleiben die Scheidung, getrennte Betten oder man hindert den früh aufstehenden Partner abends am Einschlafen. Klingt einfach, ist es aber nicht. Denn ein Frühaufsteher geht abends ja nicht freiwillig früh ins Bett. Er tut dies aus einem einzigen Grund: Seine Gene befehlen es ihm. Um die

Macht der Erbinformation auszutricksen, muss man sich schon etwas wirklich Gutes einfallen lassen. Etwas, das der Partner so gern macht, dass er dafür in Kauf nimmt, wach zu bleiben, auch wenn er kaum noch die Augen offen halten kann. Dummerweise liegt es in der Natur der Dinge, dass ein solches Mittel nicht jedes Wochenende wirkt. Denn egal ob Monopoly oder Doktorspielchen, irgendwann wird alles einmal langweilig. Lohnt sich vielleicht doch der Blick auf Baldrian, Valium & Co.? Lassen Sie uns mal sehen:

Baldrian und andere sanfte pflanzliche Schlafmittel

Baldrian, als Tee, Tinktur, Pulver oder Tablette eingenommen, ist eher ein Leichtgewicht unter den schlaffördernden Mitteln. Genau wie Passionsblume, Lavendel, Melisse, Johanniskraut und Ginkgo biloba entfaltet Baldrian seine beruhigenden Eigenschaften ohne nennenswerte Nebenwirkungen, bei einem echten Frühaufsteher allerdings auch ohne nennenswerte Wirkung. Genau genommen bringen diese pflanzlichen Schlafmittel einen echten Frühaufsteher so zum Ausschlafen wie eine Schokozigarette einen Kettenraucher zum Aufhören: gar nicht!

Marihuana

Marihuana ist zwar ebenfalls ein pflanzliches Produkt, in seiner Wirkung aber mit Baldrian & Co. kaum zu vergleichen. Oder anders gesagt: Wenn Baldrian das Leichtgewicht unter den schlaffördernden Mittel ist, dann ist Marihuana die A 380. Als Tee, Plätzchen oder inhaliert bewirkt das im Marihuana enthaltene THC nicht nur einen berauschenden Zustand, sondern auch eine immer schwerer werdende Müdigkeit, welche zwangsläufig zu einem langen, traumlosen Schlaf führt. Allerdings macht der deutlich spürbare Rauschzustand eine heimliche Verabreichung dieser Droge nahezu unmöglich. Ach, und fast hätte ich's vergessen: Marihuana ist in Deutschland illegal.

Alkohol

Ebenfalls berauschend, ist Alkohol im Gegensatz zu Marihuana in Deutschland zwar legal, für die Zwecke eines gepeinigten Langschläfers allerdings wenig hilfreich. In geringen Mengen fördert Alkohol das Einschlafen, hilft aber nicht, den Schlaf zu verlängern. Erhöht man die Dosis, erreicht man sogar das genaue Gegenteil: Der »Patient« bleibt länger wach und fällt dann in einen oberflächlichen und unruhigen Schlaf, der oft schon nach wenigen Stunden endet.

Synthetische Schlafmittel

Synthetische Einschlafhilfen haben nicht nur angsteinflößende Namen, auch ihre Wirkung ist ziemlich monströs. Die Wirkstoffe Nitrazepam (Mogadon), Triazolam (Halcion), Temazepam (Planum) oder Diazepam (Valium) beispielsweise gehören zur Gruppe der Benzodiazepine. Sie wirken zwar beruhigend und schlaffördernd, stehen allerdings im Ruf, sehr schnell abhängig zu machen. Barbiturate, eine andere Gruppe synthetischer Schlafmittel, sind gar noch gefährlicher. Eine Überdosierung oder auch die gleichzeitige Einnahme von Alkohol birgt das Risiko, dass der Partner überhaupt nicht mehr aufwacht. Richtig gruselig ist aber die Nebenwirkung, vor der die amerikanische Gesundheitsbehörde seit geraumer Zeit warnt: Demnach kann eine Vielzahl auch in Deutschland zugelassener Schlafmittel angeblich ein Phänomen auslösen, das man Sleep Driving nennt und das nichts anderes ist als die motorisierte Variante des Schlafwandelns.

Zusammenfassend kann man sagen, dass sich keines der frei erhältlichen Schlafmittel wirklich dazu eignet, aus einem echten Frühaufsteher einen Langschläfer zu machen. Außerdem sei an dieser Stelle eindringlich davor gewarnt, dem Partner heimlich irgendetwas ins Essen zu mischen. Für einen Langschläfer mag es ja Notwehr sein, der Partner oder im schlimmsten Fall das Gericht werden dieser Argumentation sehr wahrscheinlich nicht folgen können.

Doch die gute Nachricht zum Schluss: Mit Liebe, gegenseitigem Verständnis und Rücksichtnahme können auch Langschläfer und Frühaufsteher auf Dauer eine harmonische Partnerschaft führen. Den extremen Vertretern beider Fraktionen sei allerdings empfohlen, sich das Aussehen des Partners sehr gut einzuprägen. Sie werden ihn im Laufe ihres Lebens nicht allzu oft zu Gesicht bekommen.

Reif für die Insel – Urlaub für Langschläfer

»Geld allein macht nicht glücklich«, bemerkte Johnny Depp einmal treffend in einem Interview, »aber mit Geld kann man sich ein Schiff kaufen, das einen zur eigenen Insel bringt, auf der man dann glücklich wird.«

Glücklicher Johnny. Wer sich den Luxus einer eigenen Insel leisten kann, lebt vermutlich schon längst nach dem eigenen Schlafrhythmus. Otto Normal-Langschläfer hingegen quält sich Tag für Tag zu einer Uhrzeit aus dem Bett, zu der sein gesamter Körper noch aufs Schlafen eingestellt ist. Hat er dann endlich einmal Urlaub, verbringt er ihn zusammengepfercht mit anderen Leidensgenossen in Hotelanlagen, die schon allein wegen ihrer Frühstückszeiten keinen einzigen Stern verdient hätten. Masochismus? Eher nicht genug nachgedacht! Denn genauso wenig, wie man in einer Billigwurst echtes Muskelfleisch findet, findet man in einem All-inclusive-Urlaub wirkliche Erholung. Fast scheint es, als ob der Preis den meisten Menschen wichtiger wäre als der Urlaub selbst. Hauptsache, man hat ein Schnäppchen gemacht, einen Megarabatt bekommen oder gleich zum halben Preis gebucht. Und am Ende wundert man sich über die schlechte Unterbringung, das furchtbare Essen und den penetranten Baustellenlärm. Echter Urlaub geht anders: Wer sich wirklich erholen möchte, sollte falschen Versprechungen der Tourismusindustrie keine Beachtung schenken. Mit einem vernünftigen Bett, einem sanften Kissen, einer warmen Decke, Ohrenstöpseln, eventuell einer Augenbinde und vielleicht noch ein bisschen Kreativität bezüglich der eigenen Freizeitgestaltung lässt sich ein Urlaub auch wunderbar zu Hause gestalten.

Wem das nicht genug ist, wer also unbedingt in die Ferne ziehen möchte, der sollte sich über sein Reiseziel gründlich informieren. Am einfachsten geht das mithilfe des Internets. Aber kann man sich auf diese Informationen tatsächlich verlassen? Ich bin da misstrauisch. Bewertungsportale, auf denen Kunden ihre Erfahrungen mit Hotels, Pensionen oder Reiseveranstaltern zum Besten geben, sind für mich reine Marketinginstrumente. Oder wann haben Sie das letzte Mal eine solche Bewertung abgegeben? Ich wette, noch nie, oder? Normale Menschen machen das nämlich nicht.

So paradox es auch klingen mag: Wirklich brauchbare Informationen findet man nur in der Werbung. Wer es versteht, in Imagebroschüren und Anzeigen zwischen den Zeilen zu lesen, bekommt eine ziemlich gute Vorstellung von dem, was ihn am Urlaubsort erwartet. Die gängigsten Versprechungen und was sie für Langschläfer bedeuten, möchte ich Ihnen einmal kurz vorstellen:

Langschläfer-Frühstück

Lassen wir uns nicht täuschen: Das »Langschläfer-Frühstück« ist ein Begriff aus der Trickkiste des Marketings. Er bedeutet lediglich, dass das Büfett um 11 Uhr, statt wie branchenüblich um 10 Uhr abgeräumt wird. Einem Langschläfer hilft das genauso viel wie einem Verhungernden ein Krümel Brot. Wer testen möchte, wie langschläferunfreundlich ein solches Angebot in Wirklichkeit ist, der sollte einmal um fünf vor elf am Büfett erscheinen und seinen Teller mit alldem vollhäufen, was er zu einem ausgedehnten Frühstück benötigt. Selbst ein sattes Trinkgeld würde die bösen Blicke des Servicepersonals in diesem Augenblick nicht verhindern. In solchen Momenten freue ich mich auf den Tag, an dem ich mich im eigenen Restaurant für diese Unverschämtheit revanchieren werde. Mein Plan ist eine spezielle Cocktail-Happy-Hour nur für Hotelmitarbeiter – von 18 bis 20 Uhr. Und wer von diesen Herrschaften dann um Punkt acht noch nicht ausgetrunken hat, der kann sich aber mächtig auf was gefasst machen!

Early-Bird-Frühstück

»Ich hab doch keinen Vogel!«, werden sich die meisten Langschläfer bei diesem Angebot wohl denken. Doch ein Early-Bird-Frühstück ab 5 Uhr morgens ist nicht nur etwas für die sprichwörtlichen »frühen Vögel«. Auch als Langschläfer kann man sich über diesen Service durchaus freuen. Wer das nicht glauben mag, der tausche doch einmal die Worte »Early Bird« gegen »Late Night« und er wird verstehen, was ich meine.

Familienfreundlich

Urlaub im Kinderhort? Ein »familienfreundliches« Hotel mag für gestresste Eltern und ihre Kinder ein Paradies sein, für Langschläfer ist es das sicher nicht. Denn »familienfreundlich« ist nun einmal das exakte Gegenteil von »langschläferfreundlich«, das merkt man spätestens dann, wenn die erste Spielgruppe mit Animateur morgens um 9 Uhr den Pool stürmt. Kinder sind laut, dagegen lässt sich nun einmal nichts machen. Umso schöner ist es, dass es für Kinder und deren Eltern familienfreundliche Hotels gibt, die man als Langschläfer konsequent und großräumig meiden kann.

All-inclusive

Um es kurz zu machen: Wer all-inclusive bucht, ist selber schuld. Denn für die meisten Zeitgenossen bedeutet all-inclusive »Saufen bis der Arzt kommt«. Schließlich hat man schon bezahlt, da

wäre es doch eine Schande, das Ganze nicht bis zum Exzess aus-
zunutzen. Sollte man aus Unwissenheit oder Leichtsinn bereits
all-inclusive« gebucht haben, bleiben einem zwei Möglichkeiten: Entweder man storniert unverzüglich oder aber man feiert
mit und gönnt sich nach dem All-inclusive-Urlaub noch ein
paar freie Tage zur Erholung.

Animationsprogramm

Ein Animateur ist ein Mensch, dessen Profession es ist, fröhlich
zu sein. Und als wäre dies für alle Beteiligten nicht schon anstrengend genug, versucht der Animateur darüber hinaus, andere Menschen mit seiner Fröhlichkeit anzustecken. Selbst beim
Frühstück ist man vor diesen Gute-Laune-Typen nicht sicher.
Ich meide daher grundsätzlich alle Hotels mit Animationspro-
gramm, denn gerade am Morgen bzw. am frühen Mittag möchte ich meine Ruhe haben. Und auf drittklassige Abendunterhal-
tung kann ich ebenfalls gern verzichten.

Direkt am Meer

Wenn ein Hotel »direkt am Meer« oder etwa »200 Meter vom
Meer entfernt« liegt, sollte man sich lieber nach einem besseren
Angebot umschauen. Die Formulierung »am Meer« entstammt
nämlich ebenfalls der Trickkiste des Marketings und spielt mit
der Vorstellung »Meer = Strand«. Doch wenn das Hotel tatsächlich direkt an einem Strand liegen würde, wäre der Reiseveranstalter ja schön blöd, dies nicht explizit zu erwähnen. »Direkt
am Meer« bedeutet im besten Fall »hoch oben auf einer Klippe«
und im schlimmsten Fall »direkt am Fährhafen«. Für Langschläfer absoluter Horror, denn das dröhnende Brummen eines
Schiffsdiesels lässt sich auch mit den besten Ohrenstöpseln
nicht ausblenden.

Schallschutzverglaste Fenster

Auf den ersten Blick ein angenehmes Detail, und dennoch sollte es einen Langschläfer misstrauisch machen. Wenn ein Hotel mit schallschutzverglasten Fenstern wirbt, dann gibt es sicher auch eine Menge Schall. So fand ich in der Beschreibung eines türkischen Hotels, welches ausdrücklich seine schallschutzverglasten Fenster anpreist, unter anderem den folgenden Satz:

»Ihr Hotel ist nur durch die Hauptstraße YX vom Meer entfernt (ca. 50 m) und das lebendige Ortszentrum befindet sich in ca. 1 km Entfernung.«

Da kann man nur noch gespannt sein, ob die Fenster dem lebendigen Ortszentrum oder der Hauptstraße geschuldet sind, aber eines ist klar: Die Fenster bleiben zu, denn ruhig ist woanders!

Low-Cost-Zimmer

Was ist das für eine seltsame Zeit, in der wir leben? Selbst erstklassige Hotels werben heutzutage schon mit Low-Cost-Zimmern. Dass bei diesen Zimmern aber meist nicht nur der Preis, sondern auch die Lage »low« ist, scheint vielen Menschen nicht in den Sinn zu kommen. Was hilft es beispielsweise, im Ritz-Carlton zu wohnen, wenn sich das Zimmer zwischen Küche und Wäscherei befindet und der angrenzende Lift ununterbrochen vor sich hin quietscht?

Breite Uferpromenade

Auf einer Promenade kann man im Idealfall promenieren, also bummeln, schlendern, trödeln, flanieren oder spazieren gehen. Wesentlich häufiger jedoch kann man auf einer im Reisekatalog erwähnten »breiten Uferpromenade« vierspurig im Berufsverkehr feststecken. Wer Verkehrslärm zum Einschlafen braucht, ist hier genau richtig.

Kurzer Transfer zum Flughafen

Auch diese Formulierung dient nicht dem Zweck, einen Vorteil zu beschreiben. Mit dem Hinweis »kurzer Transfer zum Flughafen« kommen Reiseveranstalter lediglich ihrer gesetzlichen Verpflichtung nach, auf eventuelle Mängel am Urlaubsort hinzuweisen. Auf gut Deutsch bedeutet »kurzer Transfer zum Flughafen« also: »Urlaub in der Einflugschneise«!

Landestypische Bauweise

Um die wahre Bedeutung von »landestypischer Bauweise« zu verstehen, ist eine konservative politische Einstellung vorteilhaft. Man sogar sagen: Je rechter die Gesinnung eines Menschen, desto schneller geht ihm bezüglich dieser Formulierung ein Licht auf. In echter Herrenrassenmanier »wissen« diese ansonsten eher unterbelichteten Zeitgenossen nämlich genau, dass Ausländer einfach nicht anständig bauen können. Wenn man in einer Hotelbeschreibung also »landestypische Bauweise« liest, kann man sich über zwei Dinge sicher sein:

1. Romantisch-schöne Häuser, die sich perfekt in das Stadtbild einfügen, sind mit »landestypischer Bauweise« garantiert nicht gemeint. Im Gegenteil. Die Wendung steht in den meisten Fällen für eine Bettenburg mit viel zu dünnen Wänden und fehlender Trittschalldämmung. Oder, kurz gesagt, für ein Hotel, das alles andere als Ruhe verspricht.
2. Der Texter dieser Hotelbeschreibung ist entweder dumm oder gefährlich oder beides.

Aufstrebender Ferienort

In unserer leistungsorientierten Gesellschaft wird dem Wörtchen »aufstrebend« eine sehr positive Bedeutung zugemessen.

Jemand der »aufstrebend« ist, will etwas erreichen, ist geschäftig und ambitioniert. Wenn aber ein Ferienort »aufstrebend« ist, dann hat das nicht viel Positives. Es sei denn, man steht auf Bagger, Kräne und den zweifelhaften Charme einer Großbaustelle.

Fassen wir zusammen: Je gründlicher man sich im Vorfeld seiner Buchung informiert, desto ruhiger kann man schlafen – vor, während und nach dem Urlaub. Man muss sich im Vorfeld nicht sorgen, verbringt einen geruhsamen Urlaub und hat im Nachhinein auch keinen Stress damit, sein Recht durchzusetzen bzw. sein Geld zurückzubekommen.

Gute Information ist ein Garant für angenehmen Urlaub, das Wissen um die eigenen Grenzen ein weiterer. Es gibt Dinge, die man als Langschläfer gar nicht erst auszuprobieren braucht, da sie erwiesenermaßen alles andere als erholsam sind. Mehrtägiges Bergwandern etwa. In Berghütten schläft man üblicherweise in Gemeinschaftsschlafräumen, nicht selten mit mehr als 20 Personen in einem Zimmer. Ein Albtraum, wenn man bedenkt, dass 40 Prozent aller Frauen und 60 Prozent aller Männer chronisch schnarchen. Und als wäre das nicht schon grausam genug, brechen viele Bergwanderer morgens in aller Frühe auf, nur um als Erste auf dem Gipfel zu stehen. Alles in allem bestimmt kein Spaß für Langschläfer! Grundsätzlich gilt: Gemeinschaftsunterbringungen, ob in der Berghütte, auf einem Schiff, in einer Jugendherberge oder wo auch immer, sind für Langschläfer völlig ungeeignet. Selbst ein Doppelzimmer kann zur Folterkammer werden, wenn der Bettnachbar ein chronischer Säger ist oder etwa an Nykturie, also vermehrtem nächtlichem Wasserlassen, leidet.

Da lobe ich mir als Urlaubsunterkunft doch eine Ferienwohnung. Anders als im Hotel habe ich dort in der Regel mehrere Zimmer zur Verfügung und kann frei und ungeniert auch nach 12 Uhr mittags mein Frühstück in Ruhe zu mir nehmen. Außerdem erspare ich mir den Anblick dieser traurigen Gestalten, die mit ihren Handtüchern schon vor dem Frühstück zum Pool rennen, um sich die besten Liegen zu reservieren. Eine Unsitte, die wohl nie aussterben wird. Dabei ist die Rechtslage eindeutig: Ein Handtuch ist keine verbindliche Reservierung, jeder andere Gast hat das Recht, es beiseitezuschieben und die Liege für sich zu nutzen. Und trotzdem tobt der Boulevardpresse zufolge mancherorts zwischen deutschen und englischen Touristen ein regelrechter »Handtuchkrieg«. Fast scheint es so, als ginge es dabei um mehr als die besten Plätze am Pool, getreu dem Motto: »Hier liegt mein Handtuch, hier herrsche ich!«

Als Langschläfer hat man zwei Möglichkeiten, mit solchen »Handtuchkriegern« umzugehen. Entweder man ignoriert ihre Reservierungsabsichten oder man schlägt sie mit ihren eigenen Waffen, nur eben auf Langschläferart kurz vor dem Zubettgehen. Schließlich gilt: Der frühe Vogel geht leer aus, wenn ihm der späte Vogel den Wurm schon vor der Nase weggeschnappt bzw. ein Handtuch platziert hat!

Jüngste Studien haben belegt: Langschläfer sind die kreativeren Menschen. Bleibt die Frage, warum. Hat die Evolution mit den Langschläfern Mitleid gehabt und ihnen deshalb einen kleinen Vorteil mit auf den Weg gegeben? Oder ist diese Kreativität eher das Ergebnis eines lebenslangen Trainings? Das Ganze ist ein bisschen wie die Frage nach dem Huhn und dem Ei. Denn wenn die Kreativität zuerst da war, könnte man annehmen, dass sie den Menschen erst zum Langschläfer macht. Schließlich hat er das Rüstzeug für gute Ausreden, warum sollte er es nicht nutzen? Es könnte aber genauso gut so sein, dass jeder Langschläfer über kurz oder lang kreativ wird, weil er sich schon während der Schulzeit immer wieder etwas Neues einfallen lassen muss. Lehrer wollen nun einmal angeschwindelt werden, ja, sie schreien geradezu danach. Denn: Würde ein Pädagoge jemals »Entschuldigung, ich habe verschlafen« als ausreichende Begründung fürs Zuspätkommen akzeptieren? Wohl eher nicht, zumindest nicht mehrmals hintereinander.

Aber Meister fallen nicht vom Himmel. Um im richtigen Moment die richtige Ausrede parat zu haben, muss man lange üben. Und hat man während seiner Schulzeit nicht gelernt, dass manche Lügen nur eine andere Form der Provokation darstellen, verliert man im Berufsleben schneller seinen Job als man »Ja, aber ...« sagen kann. Hier einige dreiste Beispiele aus deutschen Klassenbüchern:

- »Ich hatte Gegenwind.«
- »Mein Wecker hat geklingelt, als ich noch geschlafen habe.«
- »Ich hatte heute Morgen eine Bewegungsallergie.«

- »Der Bus hat mich verpasst.«
- »Mein Hund hat das Busticket gefressen.«
- »Das ist bei mir genetisch bedingt, ich kam schon bei der Geburt zu spät.«

Als Schüler mag man sich auf solche Ausreden noch etwas einbilden, als Erwachsener kann man sich das nicht mehr erlauben. Spätestens, wenn man im Arbeitsleben angekommen ist, sollte man sich entweder einen langschläferkompatiblen Beruf ausgesucht oder seine Fähigkeiten im Geschichtenerzählen perfektioniert haben. Als Faustregel gilt dabei: Je ausgefallener die Story, desto weniger dürfen die Details objektiv überprüfbar sein. Der Wahrheitsgehalt von »Mein Zug hatte Verspätung« ist zwar schnell zu kontrollieren, die Ausrede selbst aber derart gewöhnlich, dass auch ein misstrauischer Chef höchstwahrscheinlich nicht auf die Idee kommt, bei der Deutschen Bahn nachzufragen. Anders steht es mit: »Ich träumte heute Nacht, Sie hätten mir gekündigt, und heute Morgen war der Traum tatsächlich noch so real, dass ich dachte, ich müsste gar nicht mehr zur Arbeit gehen. Ich weiß auch nicht, was mit mir los ist, aber das wird bestimmt nicht wieder vorkommen!« Diese Ausrede ist sehr ungewöhnlich, aber überhaupt nicht überprüfbar. Mit einem reumütigen Gesicht, unterstützt von einem vagen Hinweis auf momentane familiäre Probleme, sollte auch sie überzeugen.

Als Arbeitgeber für zehn fest angestellte Mitarbeiter und mehr als 30 Aushilfen schlagen beim Thema »Verschlafen« zwei Herzen in meiner Brust. Und könnten Herzen sprechen, würde das eine in einem ruhigen, besonnenen Tonfall sagen: »Mein lieber Mitarbeiter!« (abrupter Wandel von Tonlage und Lautstärke) »DU BIST EINE HALBE STUNDE ZU SPÄT, DEINE KOLLEGEN SCHUFFTEN SICH GERADE WEGEN DIR DIE FÜSSE PLATT UND MIR RUINIERST DU DIE NERVEN!« (Kunstpause, gefolgt von einer minimalen Steigerung der Lautstärke auf maximale Intensität) »TICKST DU EIGENTLICH NOCH GANZ RICHTIG?«

Das andere Herz in meiner Brust hingegen würde still und heimlich applaudieren, bevor es in kindlicher Vorfreude verschmitzt, aber sanftmütig flüstern würde: »Jetzt will ich eine tolle Ausrede von dir hören!«

Glücklicherweise komme ich nicht allzu oft in die Situation, dass ein Mitarbeiter verschläft, da mein Betrieb erst um 11.30 Uhr öffnet und nur die Reinigung und der Einkauf wirklich früh erledigt werden müssen. Aber wenn tatsächlich einmal jemand verschlafen hat, ist es erwartungsgemäß entweder unser Auszubildender oder unsere Freiwillige im »Freiwilligen Sozialen Jahr Kultur«. Menschen also, die gerade erst die Schule hinter sich gebracht haben und in einem Alter sind, in dem die Neigung zum langen Schlafen am ausgeprägtesten ist. Menschen, die in der Kultur arbeiten möchten, dort, wo Langschläfer ein artgerechtes Leben führen können. Und dann stehe ich da mit meinen zwei Herzen und muss mir Sprüche wie »Bus verpasst« oder »Mein Wecker hat nicht geklingelt« anhören. Zumindest eins meiner zwei Herzen wünscht sich von einem künftigen Veranstaltungskaufmann und einer freiwillig Kulturschaffenden deutlich mehr Kreativität. Wenn schon Ausreden, dann bitte solche, bei denen sich die Balken biegen, bei denen sich Raum und Zeit krümmen, bei denen man den Bären, den man gerade aufgebunden bekommt, förmlich riechen kann. Denn eine ausufernde, völlig abwegige Ausrede ist in meinen Augen keine Lüge, sondern ein Kunstwerk, das Ergebnis eines kreativen Prozesses.

Hier einmal fünf Anregungen, von grottenschlecht bis nahezu unwiderlegbar:

* »Sie glauben ja nicht, was mir heute Morgen passiert ist. Gerade, als ich das Haus verlassen habe, gab es vor meiner Tür

diesen ganz kleinen Spalt im Raum-Zeit-Kontinuum. Und ehe ich mich's versah, bin ich da reingerutscht. Rausgekommen bin ich im Jahr 2067. Im ersten Moment habe ich gar nicht verstanden, warum mich alle so blöd angestarrt haben, aber dann fiel es mir wie Schuppen von den Augen: Alle außer mir trugen durchsichtige Kleider. Können Sie sich das vorstellen? Alle! Also nicht nur die hübschen Menschen, sondern auch die mit den dicken Bäuchen und der übermäßigen Körperbehaarung. Furchtbar! Irgendwann hat mich dann die ebenfalls durchsichtig uniformierte Polizei aufgegriffen und wegen Erregung öffentlichen Ärgernisses abgeführt. Man nahm mir meine Kleidung ab und steckte mich in ein Umerziehungslager, in dem ich lernen sollte, mit meinen Komplexen umzugehen. Zum Glück gab es dort eine Art Hobbyraum, wo ich in jahrelanger Kleinarbeit aus Elektroschrott eine Zeitmaschine bauen konnte. Sie können sich gar nicht vorstellen, wie froh ich bin, zurück zu sein, auch wenn ich mich in der Einstellung meiner Rückreise wohl um knapp eine halbe Stunde vertan habe.«

• »Dass ich zu spät gekommen bin, tut mir sehr leid, aber dafür konnte ich wirklich nichts. Heute ist ja Freitag, der dreizehnte. Und als wäre das nicht schon Unglück genug, bin ich heute Morgen auch mit dem linken Bein zuerst aufgestanden. Das ließ sich zwar nicht wiedergutmachen, aber so richtig besorgt war ich erst, als mir vor der Haustür eine schwarze Katze von links über den Weg gelaufen ist und ich vor Schreck meinen Taschenspiegel fallen ließ. Ab da traute ich mich nicht mehr, mit dem Auto zur Arbeit zu fahren. Am liebsten wäre ich zu Hause geblieben, aber dafür bin ich zu gewissenhaft. Also machte ich mich zu Fuß auf den Weg. Nachdem ich die halbe Strecke hinter mich gebracht hatte, versperrten mir plötzlich zwei Raben den Weg. Gut, vielleicht ist ›versperren‹ das falsche Wort, aber sie saßen auf einem Baum direkt vor mir. Und schwarze Raben sind wirklich schlimme Unglücks-bringer. Ich machte also einen Umweg, obwohl ich hätte wissen müssen, dass man seinem Schicksal nicht einfach so aus dem Weg gehen kann. Das Unglück nahm also seinen Lauf, und jetzt bin ich doch tatsächlich viel zu spät zur Arbeit gekommen.«

• »Mein Auto ist nicht angesprungen, ich hatte kein Benzin mehr. Ich hatte auch kein Geld für ein Taxi. Außerdem streikten die Busfahrer. Und da war noch dieser riesige Stau, also echt kilometerlang, da gab es kein Vor und kein Zurück. Und unterwegs hat mich ein Hund gebissen. Einfach so, hat mir fast den ganzen Unterschenkel weggerissen, diese Bestie. Und dann der Banküberfall. Ich wollte nur meine Kontoaus-züge checken, als mich dieser Wahnsinnige mit der Schrot-flinte kidnappte. Mit einer Riesenladung Sprengstoff hat er fast das ganze Viertel plattgemacht. Dann kam das Erdbeben. Eine riesige Flutwelle. Die Killerbienen. Und schließlich auch noch der Angriff durch außerirdische Raumschiffe. Ich schwöre Chef, ich wollte wirklich pünktlich sein, aber es ging einfach nicht.«

• »Sorry Chef, ich bin total fertig. Entschuldigen Sie bitte, dass ich erst jetzt komme. Ich habe heute Nacht kaum ein Auge zugemacht. Gegen Mitternacht wurde ich durch grelles Licht geweckt. Dieses Licht kam aus einer Ecke meines Schlafzim-mers und schien künstlich, ja, ich möchte fast sagen, elek-trisch zu sein. Je genauer ich hinsah, desto besser konnte ich erkennen, dass es eine Botschaft enthielt. Eine Botschaft der Gewalt, der Konfrontation, eine Botschaft, die meinen Adre-nalinspiegel auf ein ungewohntes Maß anhob und mir Schlaf und Atem raubte. Ich sah zwei Männer, die miteinander kämpften. Große, muskelbepackte Kerle, die in knappen Hosen und mit nacktem Oberkörper versuchten, ihre le-derbewehrten Fäuste in des Gegners Gesicht zu hämmern.

Ich selbst starrte wie unter Hypnose unentwegt in die Ecke, aus der diese grausamen Bilder in mein Zimmer flackerten. Erst, als der letzte Kampf zu Ende war, schaute ich auf die Uhr und war wie vom Blitz getroffen. Dieses Licht hatte auch mein Zeitempfinden manipuliert, jetzt blieb mir nur noch wenig Zeit, bis ich wieder aufstehen musste. Ich machte den Fernseher aus. Übermüdet fiel ich in einen tiefen Schlaf, aus dem ich heute Morgen leider erst viel zu spät wieder erwacht bin.«

• »Irgendwie hab ich mir schon gedacht, dass Sie mich das fragen, darum habe ich mich heute Morgen ein wenig vorbereitet. Also, Chef, die Frage ›Wissen Sie eigentlich, wie spät es ist?‹ ist bei genauerer Betrachtung ganz schön schwierig. Denn da unsere Erde in 24 verschiedene Zeitzonen unterteilt ist, müsste ich Ihnen die aktuelle Uhrzeit in UTC, also in der koordinierten Weltzeit, nennen. Diese weicht im Winter aber eine Stunde von unserer lokalen Ortszeit ab, im Sommer sogar zwei. Besser wäre es also, wenn Sie mich fragen würden, wie spät es hier gerade ist, Doch meine vordergründig korrekte Antwort wäre dann aber auch nur die halbe Wahrheit. Denn just in dem Moment, in dem die durch meine Stimmbänder in akustische Wellen verwandelte Information Ihr Ohr erreichen würde, wäre sie doch bereits wieder veraltet. Und das ist lange nicht die größte Schwierigkeit bei der Beantwortung Ihrer Frage. Spätestens seit Einstein wissen wir, dass die Zeit, wie wir sie tagtäglich erleben, äußerst relativ ist. Zeit und Raum sind ein untrennbar miteinander verwobenes, gekrümmtes Gebilde. Zeit ist in vielen Aspekten gar nicht so linear, wie wir es vielleicht gern hätten. Sie ist etwas sehr Subjektives – eine Empfindung. Wenn Sie mich jetzt also fragen, ob ich wüsste, wie spät es eigentlich ist, dann kann ich Ihnen darauf nur eine einzige ehrliche Antwort geben: Es ist viel zu früh!«

So, genug der Anregungen, jetzt heißt es, selbst kreativ werden. Stricken Sie sich eine Ausrede, die zu Ihnen passt und die zeigt, was für ein Münchhausen in Ihnen steckt. Sie werden sehen, wie viel Spaß das machen kann. Oder um es mit den Worten des großen Wilhelm Busch zu sagen:

> *»Der Beste muss mitunter lügen;*
> *Zuweilen tut er's mit Vergnügen!«*

Wenn's denn sein muss – wie man frühes Aufstehen überlebt

Frühes Aufstehen ist eine Quälerei und sollte unter allen Umständen vermieden werden. Es wäre aber eine Illusion anzunehmen, man könnte als Langschläfer sein Leben tatsächlich so einrichten, dass man den frühen Morgen nur noch als Legende kennt. Als etwas, von dem man zwar schon einmal gehört hat, das man selbst aber noch nie gesehen hat. Noch gibt es viel zu viele Sachzwänge, die selbst den eingefleischtesten Langschläfer hin und wieder nötigen, das Schlaflager früher zu verlassen, als ihm lieb ist. Damit eine solch widernatürliche Handlung keinen dauerhaften Schaden nach sich zieht, sollte man sich entsprechend vorbereiten.

Das größte Problem des frühmorgendlichen Aufstehens ist nicht etwa das Wachwerden, das eigentliche Problem ist das Einschlafen, genauer gesagt das »Nicht-einschlafen-Können«.

Ein kleines Beispiel: Man ergattert trotz intensiver Bemühungen keinen langschläferkompatiblen Flug in den anstehenden Urlaub. Hardliner werden jetzt denken: »Was soll's, flieg ich halt nächstes Jahr!« Alle anderen werden sich wohl der außergewöhnlichen Herausforderung stellen und einen Flug buchen, bei dem man doch einmal dem frühen Morgen in den angeblich güldenen Rachen schauen muss. Nun gibt es zwei Strategien, diese Aufgabe zu bewältigen. Erstere ist simpel. Man nutzt die Gunst der Stunde, verlegt alle Urlaubsvorbereitungen in die Nacht vor dem frühmorgendlichen Abflug und macht durch. Hierbei gibt es nicht allzu viel zu beachten, schließlich kann sich der Körper im anstehenden Urlaub von dieser Strapaze wieder schnell erholen. Oder man wählt Strategie zwei, die darin besteht, am Vorabend früher ins Bett zu gehen. Dies klingt im ersten Moment zwar einfach, ist jedoch für jeden notorischen Langschläfer eine große Herausforderung.

Wie wir mittlerweile wissen, ist Schlafmangel äußerst ungesund. Eine Schlafdauer unter sieben Stunden ist aus medizinischer Sicht Körperverletzung und sollte unter allen Umständen vermieden werden. Also muss man, wenn man beispielsweise bereits um menschenunwürdigen 6 Uhr morgens aufstehen »will«, bis 23 Uhr eingeschlafen sein. Aber wie soll das gehen? 23 Uhr ist eine Uhrzeit, die Langschläfer üblicherweise als »frühen Abend«, wenn nicht sogar als »Nachmittag« bezeichnen. Wenn sich Otto Normal-Langschläfer um 22 Uhr ins Bett legt, dann wartet er und wartet und wartet ... bis er irgendwann eingeschlafen ist oder der Wecker ihn endlich von der Warterei erlöst.

Natürlich gilt beim Thema »Schlafmangel« wie bei den meisten Dingen im Leben: Die Dosis macht das Gift. Bleibt das frühe Aufstehen, wie in unserem Urlaubsbeispiel, absolute Ausnahme, muss man sich über eventuelle gesundheitliche Folgen nur wenig Gedanken machen. Kritisch wird es, wenn der frühe Morgen zur Gewohnheit wird. Dann ist es an der Zeit, sich intensiv mit dem Thema »Einschlafhilfen« zu beschäftigen.

Schauen wir uns also genauer an, welche Hilfsmittel dazu taugen, den Schlaf anzulocken. Hierfür lohnt es sich, zwei in Deutschland weitverbreitete Phänomene von »Spontanschlaf« unter die Lupe zu nehmen: den populären Büroschlaf und den gemeinen Vortragsschlaf. Schließt man bei den Betroffenen dieser beiden Schlafarten subjektive Faktoren wie etwa Sauerstoffmangel oder Übernächtigung aus, bleibt letztendlich als einzige schlaffördernde Gemeinsamkeit: die Eintönigkeit.

Genau diese Eintönigkeit kann man sich zunutze machen. Das althergebrachte Schäfchenzählen funktioniert zum Beispiel nach diesem Prinzip. Dabei ist es vollkommen egal, ob man Schäfchen, Wölkchen, Gummibärchen, Autos, Waschmaschinen oder irgendetwas anderes zählt, solange man dazu immer das gleiche Modell nimmt. Denn wenn man sich das erste Schaf weiß, das zweite schwarz, das dritte pink und das vierte mit Irokesenschnitt vorstellt, findet der ersehnte Schlaf das Ganze viel zu aufregend und mag sich sicher nicht einstellen. Aber auch das Zählen immer gleicher Schafe, Schlösser oder Schlittschuhe ist heutzutage unter Forschern umstritten. Denn je mehr Schafe, Schiffe oder Schultüten man gezählt hat, desto öfter stellt man sich selbst die Frage: »Und – funktioniert es schon?«. Spätestens dann ist man wieder hellwach.

Eine bessere, aber ebenfalls auf dem Prinzip Eintönigkeit beruhende Einschlafmethode ist das Anschauen uralter, schon x Mal gesehener Filme. Am besten eignen sich solche, bei denen man die Dialoge schon mitsprechen kann. Beim Schauen schaltet sich, ähnlich wie bei einem buddhistischen Mandala, das gelangweilte Großhirn ab und der Mensch fällt in den ersehnten Schlaf. Auch das immerwährende Plätschern eines Baches oder das ewige Rauschen der Meeresbrandung kann helfen. Menschen mit schwacher Blase sowie Menschen mit Inkontinenz sei von dieser Methode jedoch aus naheliegenden Gründen abgeraten.

Was garantiert nicht zum Einschlafen beiträgt, sind Gedanken wie »Jetzt muss ich aber dringend schlafen!« – das weiß wohl jeder aus eigener Erfahrung. Der Schlaf ist eine eitle Mimose. Je mehr man versucht, ihn zu zwingen, desto mehr verweigert er sich. Am besten, man ignoriert ihn vollkommen, das kann er nämlich gar nicht leiden. So ist der unbedingte Vorsatz, ein Buch zu Ende lesen zu wollen, manchmal die beste Einschlafhilfe. Man muss den Schlaf also überlisten. Das ist vor allem dann wichtig, wenn man eigentlich keinen Grund hat, schon schlafen zu wollen, außer jenem einen, dass man am nächsten Morgen früh raus muss und dann fit sein möchte.

Von Natur aus ist der Mensch ein Gewohnheitstier, was ihn von anderen Vertretern der Gattung Säugetiere nicht im Geringsten unterscheidet. Daher lohnt sich ein Blick auf das Verhalten unserer tierischen Verwandten. Wenn man beispielsweise einer Katze bei ihren Schlafvorbereitungen zuschaut, wird man Folgendes beobachten: Zunächst stampft sie sich ihr Schlaflager, Kissen, Decke oder Ähnliches weich, dann dreht sie sich mehrfach um die eigene Achse und wechselt dabei immer wieder die Richtung. Erst, wenn sie all diese Vorbereitungen abgeschlossen hat, legt sie sich hin und schläft nach kurzer Zeit ein. Natürlich sähe ein solches »Rumgestapfe« und »um die eigene Achse drehen« bei uns Menschen ein wenig seltsam aus. Und wahrscheinlich wäre diese ganze Prozedur auch eine Zumutung für den Partner, der auf der anderen Seite des Bettes darauf wartet, dass man endlich zur Ruhe kommt und das Licht ausmacht. Trotzdem können wir uns hier etwas abschauen: das Ritual. Es geht bei dem ganzen Gehampele der Katze nämlich gar nicht um die Bewegung selbst, sondern um die Wiederholung. Eine immer gleiche Handlung vor dem Zu-Bett-Gehen scheint dem ursprünglichsten Teil des Gehirns zu signalisieren: »Okay, fertig machen, gleich wird geschlafen«. Müde oder nicht müde spielt dann nur noch eine untergeordnete Rolle, wie man gerade bei Katzen, den Vielschläfern unter den Säugetieren, hervorragend beobachten kann. Ob man sich angewöhnt, noch eine Runde um den Block zu gehen, zwei Seiten eines (unspektakulären) Romans zu lesen oder drei Minuten Zwiesprache mit seinem Gott oder sich selbst zu halten, ist vollkommen egal. Wichtig ist nur, dass man es immer auf die gleiche Weise macht und dabei nicht schon die Schlafstellung eingenommen hat. Sobald man damit aufhört und sich dann tatsächlich auf seine bevorzugte Schlafseite legt, weiß unser Körper: »Ah, jetzt, ja!«.

Noch einfacher geht Einschlafen, wenn man Handlungen ritualisiert, die für sich allein genommen schon helfen, schneller ins Reich der Träume zu gelangen. Handlungen wie das eingangs beschriebene Schäfchenzählen. Oder noch einfacher: Sex – eine der schönsten, natürlichsten und wirksamsten Einschlafhilfen überhaupt. Sex sorgt für Entspannung und ist so einfach, dass die meisten Menschen ihn sogar ohne fremde Hilfe mit sich selbst haben können. Die Hormone, die nach einem Orgasmus den Körper durchfluten, haben eine ähnliche Wirkung wie ein leichtes Schlafmittel.

Nicht ganz so schön, aber ebenfalls angenehm und ähnlich wirksam ist ein Glas Rotwein kurz vor dem Schlafengehen. Und wenn es bei dem einen Glas bleibt, ist das Ganze darüber hinaus angeblich sehr gesund. In größeren Dosen wirkt Alkohol allerdings anregend und es bedarf wiederum einer ganzen Menge, bis sich eine schlaffördernde – oder sagen wir besser: narkotisierende – Wirkung einstellt. Während Rotwein beruhigt, haben Sekt oder Champagner eine eher anregende Wirkung. Gleiches, nur um ein Vielfaches verstärkt, gilt für Longdrinks und Cocktails wie etwa Cuba Libre oder Long Island Ice Tea. Und wo wir gerade beim Tee sind: Auch Tee hat, je nach Sorte, im Gegensatz zu Kaffee, eine einschläfernde Wirkung. Bei schwarzem Tee sollte man unbedingt auf die Zeit achten, die der Teebeutel im Glas verweilt. Nach einer Minute gilt schwarzer Tee als Wachmacher, nach zwei bis drei Minuten entfaltet er eine beruhigende Wirkung.

Wer abends lieber nichts mehr trinken möchte, damit er nachts nicht aufwacht und auf die Toilette muss, kann es auch mit Autosuggestion oder Selbsthypnose versuchen. Und wem das alleine zu schwierig oder anstrengend ist, der kann professionelle Hilfe in Anspruch nehmen, mittlerweile sogar per Telefon. Findige Unternehmer haben eine Firma gegründet, bei der man rund um die Uhr anrufen kann und für knapp zwei Euro pro Minute in den Schlaf geplappert wird. Mit ihrem Werbespruch »Ruf an – Schlaf ein« versprechen sie großspurig Schlaf auf Verlangen. Und da Schlaf scheinbar nicht gleich Schlaf ist, kann man sich zwischen dem Programm »Kurzschlaf« – bewirkt laut Werbung einen kurzen Erholungsschlaf von 15 Minuten – oder dem Programm »Nachtschlaf« – sorgt angeblich für gesunden Schlaf bis zum natürlichen Aufwachen – entscheiden. Hat man die entsprechende Taste gedrückt, wird einem das gewünschte Programm als Tonbandansage aufs Ohr gedrückt. Ob man bei den hohen Kosten aber tatsächlich schnell einschläft oder nicht eher dauernd an seine nächste Telefonrechnung denkt, bleibt dahingestellt. Auf jeden Fall funktioniert diese Methode genauso gut oder schlecht wie eine wesentlich preiswertere Hypnose-CD.

Ebenfalls preiswert, um nicht zu sagen kostenlos, ist eine ausgiebige Runde Sport. Genau wie ein Tag an der frischen Luft sorgt eine Extraportion Sport dafür, dass man abends müde und zufrieden ins Bett fällt und schnell einschläft. Allerdings gibt es bei dieser Methode einen Gewöhnungsfaktor, der zu immer größeren Joggingrunden oder immer längeren Fahrradtouren zwingt. Wer es bequemer mag, kann sich auch mithilfe einer Schlaftablette ins Reich der Träume katapultieren. Zu oft sollte man zu dieser Methode jedoch nicht greifen, denn Schlafmittel haben bekanntermaßen ein ziemlich hohes Suchtpotenzial.

So weit die Theorie, kommen wir nun zur Praxis: Egal, wie intensiv sich ein notorischer Langschläfer auf ein frühes Zubettgehen vorbereitet, es bleibt in den meisten Fällen beim guten Vorsatz. Auch wenn er sich am nächsten Morgen dafür hassen wird: Ein Langschläfer kann einfach nicht früh zu Bett gehen. So sehr er es auch versucht, irgendeine Beschäftigung findet sich am Abend immer, und sei es nur das Zappen durch das öde, aber seltsam faszinierende Fernsehprogramm. Das lässt sich auch nicht ändern: Eine Umerziehung zum Frühaufsteher ist selbst über einen kurzen Zeitraum nicht möglich, ja noch nicht einmal für einen einzigen Tag. Ein Langschläfer bleibt eben immer ein Langschläfer.

Wie also soll ein Langschläfer das frühe Aufstehen überleben? Ganz ehrlich: Das geht nur unter Qualen und gesundheitlichen Beeinträchtigungen. Wenn der frühe Morgen eine Ausnahme bleibt, sind die Folgen überschaubar. Wird er aber zur Gewohnheit, sind die Konsequenzen weitreichend, wie ich im Kapitel »Von Eulen und Lerchen – das Langschläfer-Gen« bereits ausführlich beschrieben habe.

Während man gegen das miese Gefühl am frühen Morgen nichts machen kann, gibt es einige kleine Tricks, um wenigstens den gesundheitlichen Folgen des zu früh begonnenen Tages entgegenzuwirken. Die wichtigste Maßnahme besteht darin, fehlenden Schlaf nachzuholen, wann immer es irgendwie möglich scheint. Selbst wenn man gerade erst in der Schule, in der Uni oder auf der Arbeit angekommen ist – sobald die Müdigkeit einen überwältigt, muss man ihr geben, was sie verlangt, sonst lässt sie einen den ganzen Tag nicht mehr in Ruhe. Fast noch wichtiger ist es in diesem Zusammenhang jedoch, an freien Tagen konsequent auszuschlafen.

Lassen Sie sich von nichts und niemandem davon abbringen und lassen Sie sich auch nicht einreden, an Ihrem Verhalten wäre irgendetwas anormal. Es gibt keinen Grund, sich zu schämen, nur weil man gern lange schläft. Man schämt sich ja auch nicht, weil man nackt unter der Dusche steht. Nehmen Sie sich so viel Schlaf, wie Sie brauchen, und lassen Sie die anderen reden. Sollte tatsächlich jemand den Versuch wagen, Sie zu wecken, dann werden Sie massiv. Weder Ihre Eltern, Ihr Chef, Ihre Kinder, Ihr Lebenspartner, Verwandte, Freunde, Bekannte oder sonst irgendjemand haben das Recht, Sie aus dem Schlaf zu reißen. Sagen Sie ihnen das laut und deutlich. Es geht um Ihre Gesundheit! Als ersten Schritt empfehle ich, die folgenden Verhaltensregeln im Freundes- und Verwandtenkreis publik zu machen. Dann kann keiner mehr behaupten, man hätte ihn nicht gewarnt.

Fünf goldene Regeln für den Umgang mit einem Langschläfer

- REGEL NUMMER EINS: Niemals wecken! »Niemals« bedeutet in diesem Zusammenhang so viel wie »nie«, »auf gar keinen Fall«, »gar nicht«, »nein, nein, nein«!
- REGEL NUMMER ZWEI: Nicht ansprechen! Jeder zu früh aufgestandene Langschläfer möchte in erster Linie seine Ruhe. Die sprichwörtlich schlechte Laune eines Langschläfers am frühen Morgen stellt sich nur dann ein, wenn diese Ruhe gestört wird.
- REGEL NUMMER DREI: Keine Ratschläge! Sätze wie »Dann geh doch einfach früher zu Bett!« sind dumm und beweisen allein den fehlenden geistigen Horizont des Absenders.
- REGEL NUMMER VIER: Keine Witze! Langschläfer sind vollkommen normale Menschen. Seltsam und scheinbar nicht ganz gesund sind hingegen die Frühaufsteher. Daher sind Langschläfer-Witze dumm, fehl am Platz und in keiner Weise lustig.
- REGEL NUMMER FÜNF: Nicht persönlich nehmen! Ein Langschläfer folgt seiner Natur, wie ein Löwe frisst, wenn er Hunger hat: wild, rau und gnadenlos! Stehen Sie zwischen ihm und dem Schlaf, hat er einfach keine andere Wahl.

Für jeden denkenden Menschen sind diese fünf Verhaltensregeln eine absolute Selbstverständlichkeit. Für alle anderen hier noch einmal ein nachdrückliches Wort der Warnung: Diese Regeln sind eine Art Grundgesetz für den Umgang mit einem Langschläfer. Wer sie nicht respektiert, darf sich über die Folgen nicht wundern. Selbst die Anwendung von Gewalt fällt in diesem Zusammenhang meiner Meinung nach unter den Begriff »Notwehr«.

Doch zurück zu Ihnen, dem unterdrückten Langschläfer. Nachdem Sie Ihr Umfeld unmissverständlich über Ihre Langschläfer-Natur aufgeklärt haben, kann dem Ausgleich Ihres

Schlafdefizites am Wochenende eigentlich nichts mehr im Weg stehen. Es sei denn, Sie haben die falschen Hobbys. Angeln, zum Beispiel. Frei nach dem Motto »Der frühe Wurm fängt den Fisch« sitzt Fischers Fritz zuweilen schon morgens um fünf an seinem Lieblingsgewässer. Freiwillig! Hallo, geht's noch? Was treibt diese Menschen dazu, sich dermaßen die Gesundheit zu ruinieren? Wissen sie nicht, dass man abends ebenfalls angeln kann und dass es Geschäfte gibt, in denen man frische Fische auch mittags noch kaufen kann? Oder sind Angler deprimierte, lebensmüde Zeitgenossen, denen ihre Gesundheit weniger wert ist als ein frisch gefangenes Schuppentier? Bezüglich Hobbys sollte man immer daran denken: Nichts in diesem Universum kann so interessant sein, dass man sich dafür einen Wecker stellt!

Neben dem regelmäßigen Ausgleich des Schlafdefizites ist das langsame Wachwerden ein weiterer Überlebenstrick für gezwungene Frühaufsteher. Egal, wer morgens etwas von Ihnen möchte – stressen Sie sich nicht. Denn wenn Sie von Ihrem Chef oder irgendjemand anderem genötigt werden, früh aufzustehen, sollte der oder diejenige sich nicht wundern, dass Ihr Körper zu dieser Uhrzeit noch nicht voll einsatzfähig ist. Machen Sie sich klar: Sie haben alle Zeit der Welt! Sie tun damit nicht nur sich, sondern auch einer ganzen Menge anderer Menschen einen großen Gefallen. Wissenschaftliche Studien gehen davon aus, dass zwischen 10 und 20 Prozent aller schweren Verkehrsunfälle auf Müdigkeit zurückzuführen sind. Bei tödlichen Verkehrsunfällen steigt diese Zahl laut einer Untersuchung der deutschen Versicherungsgesellschaften sogar auf 25 Prozent.

Frühes Aufstehen ist also in mehrfacher Hinsicht ein lebensgefährliches Unterfangen. Seien Sie sich deswegen der Gefahr bewusst, die vor Ihrer Haustür lauert, und versuchen Sie, sich so weit wie möglich fit zu machen, bevor Sie einen Fuß auf die Straße setzen. Klassischerweise hilft dabei eine Hand voll kaltem Wasser, ein bisschen Bewegung und viel Kaffee. Und sollten Sie tatsächlich einmal verschlafen, gehen Sie besser kein Risiko ein und melden sich krank. Es gibt kaum etwas Gefährlicheres, als am frühen Morgen die Augen aufzuschlagen und sofort vom Bett auf die Straße zu springen, um möglichst schnell zur Schule, zur Uni, zur Arbeit oder zu irgendeinem Termin zu gelangen. Selbst wenn Sie an Ihrem Ziel unversehrt ankommen, bleibt der Tag so schrecklich, wie er angefangen hat. Da ist es doch eher ratsam, sich noch einmal umzudrehen, anständig auszuschlafen und irgendwann im Lauf des Tages bei einem Arzt ein gelbes Zettelchen abzuholen. Manche Ärzte haben Verständnis für die Bedürfnisse von Langschläfern, andere möchten lieber angeschwindelt werden. Sollte Ihr »Gelber-Schein-Lieferant« zu letzterer Sorte gehören, empfehlen sich Beschwerden, deren Ursachen nicht ganz so leicht zu lokalisieren sind. Hierzu zählen klassischerweise Kopf- und Rückenschmerzen, aber auch chronische Bauchschmerzen. All diesen Schmerzen ist zu eigen, dass sie in unregelmäßigen Abständen scheinbar grundlos wiederkehren und dass es oft schon helfen kann, wenn man sich ein bisschen schont. Außerdem haben sich die meisten Ärzte bei solchen Beschwerden schon längst daran gewöhnt, Symptome zu behandeln, ohne je die Ursachen zu finden.

Nachdem wir also festgestellt haben, dass frühes Zubettgehen für einen durchschnittlichen Langschläfer nicht umsetzbar ist, bleiben genau drei Strategien, um den gesundheitlichen Folgen eines zu früh begonnenen Tages entgegenzuwirken:

- Schlafdefizite ausgleichen.
- Langsam machen. Oder besser gleich:
- Liegen bleiben und weiterschlafen!

Um es am Ende dieses Kapitels noch einmal deutlich zu sagen:

Es geht um Ihre Gesundheit, also wehren Sie sich! Seien Sie mutig! Schlafen Sie, so lange und so viel Sie wollen, es ist Ihr gutes Recht. Sollte Ihr Chef anderer Meinung sein, denken Sie daran: Auch ein Leithammel ist bei Licht besehen nichts anderes als ein Schaf. Notfalls geben Sie sich einen Ruck und schmeißen ihn raus. Wenn nicht aus seiner Firma, dann wenigstens aus Ihrem Leben.

Lassen wir direkt am Anfang die Katze aus dem Sack: Lang-schläfer sind keine guten Eltern. Das sollte aber auch niemanden wundern, gilt es für die meisten lang schlafenden Eltern doch schon kurz nach der Geburt, einen schweren Schock zu verkraften: Das eigen Fleisch und Blut – ein Frühaufsteher! Wo Mama und Papa doch überzeugte Langschläfer sind!

Angesichts dieser schwerwiegenden Erkenntnis hat sich wahrscheinlich schon mancher Vater gefragt, ob da nicht vielleicht ein Dritter seine Gene im Spiel hatte. Ein Verdacht, der in den meisten Fällen aber völlig unbegründet ist. Säuglinge sind von Natur aus Schlafterroristen, egal ob sie von lang schlafenden oder früh aufstehenden Eltern abstammen. Das kommt daher, dass diese kleinen Menschen, um möglichst schnell wachsen zu können, alle zwei bis drei Stunden gefüttert werden wollen – und das selbst sonn- und feiertags. Auch in der Natur ist also nicht immer alles ganz perfekt. Denn ist es nicht vollkommen ungerecht, wenn gerade diejenigen, die sich für den Fortbestand unserer Spezies einsetzen, dermaßen bestraft werden? Genauso gut hätte sich Mutter Natur doch eine kräftigere Nabelschnur einfallen lassen können, welche die Ernährung über die ersten zwei, drei Jahre sicherstellt. Dann wäre der Nachwuchs mit allem Nötigen versorgt und Mama und Papa könnten weiterhin jeden Morgen ausschlafen. Vielleicht sollten sich die Genmediziner einmal überlegen, ob sie an dieser Stelle nicht ein bisschen nachhelfen. Das wäre doch eine ideale Möglichkeit, das angeschlagene Image ihrer Technologie etwas aufzupolieren.

Bis dahin muss man den Tatsachen allerdings ins ungeschminkte Auge blicken: Wer sich kleine Kinder anschafft, der kann sich auf jahrelang andauernden Schlafmangel gefasst machen. Mehr noch: Kinder wirken wie Heroin! Wer das nicht glauben mag, der schaue sich einmal frischgebackene Eltern an. Sie sprechen von nichts anderem, haben kein bisschen freie Zeit für sich selbst und geben darüber hinaus auch noch den letzten Cent für Windeln und Spielzeug her. Unausgeschlafen und ausgebeutet bringen sie all ihre Kraft auf, nur damit es dem Nachwuchs an nichts fehlt. Angesichts all dieser Entbehrungen sollte man meinen, ein Elternpaar genüge, um mindestens hundert andere Menschen davon abzuhalten, eigenen Nachwuchs in die Welt zu setzen. Aber das Gegenteil ist der Fall und die Erklärung dazu ist einfach: Süchtige erzählen grundsätzlich lieber vom Hochgefühl als von den quälenden »Nebenwirkungen«. Das klingt dann so: »Weißt du, ich kann mir ein Leben ohne den Kleinen gar nicht mehr vorstellen«, »Kinder geben einem ja so viel«, »Wenn mich diese kleinen Äuglein anschauen, weiß ich, wofür ich auf der Welt bin« und so weiter und so fort. Spätestens in dem Moment, in dem man gefragt wird, »Und, möchtest du es auch mal halten?«, sollte man aber das Gespräch beenden und schnellstens die Flucht ergreifen. Unter Junkies nennt man dieses Verhalten »anfixen«. Dort dient es der Erschließung neuer Finanzquellen, bei Eltern wird es wohl eher das Kalkül sein, neue Leidensgenossen zu rekrutieren. Menschen, mit denen man etwa gemeinsam am Spielplatz abhängen und sich gegenseitig – vollkommen unausgeschlafen – damit aufputschen kann, wie toll klein Kevin, Ben, Lea oder Anna neulich »Mama« gesagt oder Bäuerchen gemacht hat. Wären sich angehende Eltern über alle Nachteile des Kinderkriegens im Klaren, unsere Spezies würde aussterben, da bin ich mir sicher.

Frischgebackene Eltern fügen sich aber allem Anschein nach gern in ihr Schicksal und opfern ihren Schlafrhythmus auf dem

Altar der Evolution oder der Altersvorsorge, je nachdem aus welchem Blickwinkel man es betrachtet. Daran sind die Endorphine schuld, das sind körpereigene Drogen, die den neuen Lebensabschnitt zumindest am Anfang einigermaßen erträglich machen.

Irgendwann kommen aber fast alle Mütter und Väter an einen Punkt, an dem sie sich nichts sehnlicher wünschen, als endlich einmal wieder auszuschlafen. Das ist dann die Zeit, in der das Experimentieren beginnt. Mit Tricks und Kniffen kämpfen die Gepeinigten um jede Minute morgendlichen Schlafs und werden ein ums andere Mal enttäuscht. Besonders beliebt unter frischgebackenen Eltern ist der Versuch, den Nachwuchs durch spätes Zubettbringen zu übermüden. Doch damit tut man sich keinen Gefallen. Wenn ein Kleinkind abends länger aufbleibt, heißt das noch lange nicht, dass es am nächsten Morgen auch länger schläft. Viel wahrscheinlicher ist, dass es zur gewohnten Zeit aufwacht, den ganzen Morgen lang müde und quengelig ist, mittags noch einmal schläft und dann abends keine Ruhe findet – eine jahrtausendealte Erfahrung, die wohl jede Generation aufs Neue machen muss. Das Einzige, was Eltern von Kleinkindern dabei hilft, endlich einmal wieder richtig auszuschlafen, sind verständnisvolle Großeltern.

Ich fände es überaus vernünftig, wenn man die Kindererziehung in den, sagen wir, ersten drei Jahren den Großeltern überlässt. Die meisten Menschen scheinen nämlich im fortgeschrittenen Alter mit weniger Schlaf auszukommen: Sie können oft nicht mehr gut einschlafen oder wachen schon in den frühen Morgenstunden auf. Dieses auch gern als »senile Bettflucht« bezeichnete Phänomen hat zwei Ursachen. Zum einen zeigen EEG-Untersuchungen, dass die langwellige Hirnaktivität, die für den Tiefschlaf bezeichnend ist, im Alter abnimmt. Darüber hinaus halten viele Senioren einen Mittagsschlaf, durch den der Schlafdruck am Abend deutlich reduziert wird. So führt später im Leben häufiges Einnicken tagsüber und wiederholtes Aufwachen in der Nacht zu einem ähnlichen Schlafmuster, wie es auch Säuglinge haben: eine ideale Voraussetzung für die Betreuung kleiner Schlafterroristen. Die ältere Generation hätte außerdem eine neue Aufgabe und Ärzte, Apotheker und Verkäufer einen Grund zum Feiern, denn ohne ungeduldige Senioren könnten sie ihre Geschäfte und Praxen ruhigen Gewissens später öffnen.

Die Idee mag bestechen, doch wird sie wohl niemals genügend Freunde finden, um gesamtgesellschaftlicher Konsens zu werden. Also gilt für die ersten zwei bis drei Jahre: Augen auf und durch. In dieser Zeit sollte man alles daransetzen, dem Nachwuchs so schnell wie möglich das Sprechen beizubringen. Denn was nützt ein gebrummeltes »Lass mich schlafen!«, wenn das Kind noch gar nicht weiß, was die einzelnen Wörter bedeuten und was bitteschön ein Imperativ soll? Sobald diese kommunikative Hürde aber genommen ist, wird es zumindest am Wochenende Zeit für klare Spielregeln: Mama und Papa wollen ausschlafen. Und bis der Kleine endlich die Uhr lesen kann, behilft man sich einfach mit dem Sonnenstand: »Solange die Sonne, also das helle Ding da im Himmel, noch nicht über dem Haus/Baum/Fernsehturm da vorne steht, müssen Mama und Papa unbedingt schlafen, klar!?«

Natürlich klappt das nicht sofort. Wenn man zu einem Hund das allererste Mal »Platz!« sagt, schmeißt er sich auch nicht gleich schwanzwedelnd auf den Boden. Aber mit konsequentem Training und ein bisschen Ausdauer wird man über kurz oder lang den gewünschten Erfolg erzielen. Es ist mir bewusst, dass mich der Vergleich zwischen einem Kleinkind und einem Hund und die ausdrückliche Warnung vor dem Kinderkriegen in das Licht eines Kinderhassers rückt. Diesen Vorwurf möchte ich aber weit von mir weisen. Kinder sind etwas Großartiges! Aber gerade weil ich Kinder mag, ist es mir wichtig, das Thema »Kinderkriegen« ohne die übliche verklärende Entzückung zu beleuchten. Kinder schreien, machen Dreck und rauben einem den Schlaf. Das sind die Fakten. Dass es trotzdem Menschen gibt, die Eltern sein möchten, finde ich großartig. Ich hoffe nur, dass sie die Entscheidung dazu im Vollbesitz ihrer geistigen Kräfte getroffen haben. Denn: Wer denkt, auch mit einem Kleinkind weiterhin ein Leben als Langschläfer führen zu können, wird entweder schnell eines Besseren belehrt oder ist ein Ignorant, der die Unannehmlichkeiten der Kindererziehung mit fadenscheinigen Argumenten (»Warum soll ich denn aufstehen, ich habe doch keine Brüste?!«) seiner Frau überlässt.

Wie dem auch sei, an gemeinschaftliches Ausschlafen beider Elternteile ist erst wieder zu denken, wenn der Nachwuchs den Satz »Am Wochenende wollen Mama und Papa mal etwas länger schlafen« nicht nur versteht, sondern auch die damit verbundene Aufforderung »Lass uns in Ruhe!« befolgt. Als erklärter Kinderfreund empfehle ich zur Erreichung dieses Ziels die positive Konditionierung. Denn im Gegensatz zur negativen Konditionierung, die mit Bestrafung arbeitet, wird das Kind hier jedes Mal belohnt, wenn es den Morgen mit sich selbst verbracht hat. Eine klassische Win-win-Situation. Und auch im Erwachsenenalter kann ein derart erzogenes Kind noch davon profitieren, wird es doch niemals mit der Frage »Duhu, Schahatz … schläfst du noch« das Ende seiner Beziehung einleiten.

Alte Schlaflieder zeugen noch heute davon, dass man früher noch sehr gern zur negativen Konditionierung gegriffen hat. Die Drohung scheint in diesen Zeiten eine gängige Erziehungsmethode gewesen zu sein. Wie etwa in jenem alten Volkslied, in welchem man dem Nachwuchs unmissverständlich klarmachte, welche drastischen Folgen es hat, wenn er jetzt nicht bald einschläft: Schläge, Folter, Tod!

»Es regelet, es schneielet,
es geht ein kühler Wind,
da schlafen alle Vögelein
und alle arme Kind'.
Es regnet Regentropfen,
böse Buben muss man klopfen,
die braven legt man ins Seidenbett,
die bösen in die Dornenheck,
die braven werden in der Kutsche gefahren
und die bösen in die Donau getragen.«

Dass solche Botschaften heutzutage in einem Kinderzimmer nichts mehr zu suchen haben, versteht sich von selbst. Wer möchte seinem Kind schon absichtlich Albträume verpassen?

Vorsichtig sollte man aber auch mit Suggestionen sein. Ein Satz wie »Wenn du viel schläfst, dann wirst du schneller groß!« kann auch nach hinten losgehen. Es gibt Kinder, die schon früh die Nachteile des Erwachsenenlebens erkennen. Ein solches Kind könnte durch diese Ermunterung den Schlaf als etwas wahrnehmen, was es tunlichst zu vermeiden gilt. So wird aus einem normalen Kind plötzlich ohne jede Vorwarnung ein Frühaufsteher. Wer möchte das schon verantworten? Überhaupt ist der Einsatz unwahrer Geschichten schlechter Erziehungsstil. Wenn man klare, gerade Kinder möchte, sollte man sie auch klar und gerade erziehen. Ausreden sind da fehl am Platz, auch oder gerade dann, wenn man wieder einmal verschlafen hat. Nur wenn der Nachwuchs merkt, dass die Eltern sich für ihren Schlafrhythmus in keiner Weise schämen, lernen auch sie, ihre eigenen Bedürfnisse zu respektieren. Und das ist eine der wichtigsten Voraussetzungen für ein gesundes, glückliches Leben. Ein angepasster Jasager, der seinen Schlafrhythmus dem gesellschaftlichen Diktat der Frühaufsteher unterwirft, wird auf Dauer nicht glücklich. Egal, wie oft sich ein

Langschläfer frühmorgens den Wecker stellt, er wird immer Langschläfer bleiben.

Überhaupt würde nur ein verschwindend geringer Prozentsatz aller Menschen ohne Grund (Schule, Studium, Arbeit, Kindererziehung) morgens vor 8 Uhr aufstehen. Erschreckend daran ist: Kaum jemand schafft es, den eigenen Schlafrhythmus gegen die gesellschaftlichen Zwänge zu verteidigen. Genau deswegen finde ich es so wichtig, Kinder hier zu mehr Selbstbewusstsein zu erziehen. Egal, wie das Kollektiv sich auch verhält, früh Aufstehen ist für die meisten Menschen nicht gut, sondern schädlich: Abgesehen von den gesundheitlichen Auswirkungen mindert der frühe Unterrichtsbeginn in deutschen Schulen erheblich die Qualität des Lernens. Wer weiß, wie viele Michelangelos, Goethes oder Einsteins die Menschheit mit ihrem Können beglückt hätten, wären sie nicht schon in Kindertagen von ihren Eltern und Lehrern zu einem Leben als zwangsweise Frühaufsteher getrieben worden.

Doch zurück zu den Eltern: Haben diese die ersten Jahre der Kindererziehung überlebt und sich in den Folgejahren allen Widerständen zum Trotz ihren morgendlichen Schlaf erkämpft, wird es für sie spätestens zur Pubertät um ein Vielfaches leichter. Auch wenn die meisten Jugendlichen in dieser Phase wohl tatsächlich wie Aliens sind, mit denen man sich mangels Kommunikationsbasis nicht einmal mehr mittels Handzeichen verständigen kann – lang schlafende Eltern können alldem relativ gelassen entgegensehen. Denn auch wenn die Pubertät ein sehr heftiger Lebensabschnitt ist, in dem die Hormone verrücktspielen und die Stimmung zwischen himmelhoch jauchzend und zu Tode betrübt schwankt: Bei alldem Durcheinander benötigt der junge Körper viel Schlaf, gern auch einmal über den Morgen hinweg bis in den Nachmittag hinein. Und wenn Eltern dafür nicht nur Verständnis aufbringen, sondern im Gegensatz zu den Eltern der Freunde selbst morgens gern ein bisschen länger schlafen, dann sind sie plötzlich echt cool, fresh, deluxe oder einfach nur voll fett!

So lautet also der einzig wirklich gute Tipp für alle Eltern da draußen:

Durchhalten, am Ende wird alles gut!

Alarmierende Entwicklung – die Geschichte des Weckers

Nicht jede Erfindung, die der menschliche Einfallsreichtum im Lauf der Jahrhunderte hervorbrachte, diente dem Wohl der Allgemeinheit. Denken wir nur an die Daumenschraube, die Streckbank, das Schafott, die Atombombe oder eben an den Wecker. Letzterer wurde wohl zuerst 1787 von einem Amerikaner namens Levi Hutchins konstruiert und eroberte nach und nach den gesamten Globus. Dabei hätte man schon am Prototyp dieses Folterinstruments merken müssen, dass hier kein Menschenfreund am Werk war: Mithilfe eines Zahnrades löste Hutchins' Erfindung morgens um 4 Uhr einen Gong aus – eine andere Zeit ließ sich nicht einstellen!

Hutchins nahm so auf einen Schlag allen Langschläfern die bis dahin beste Ausrede: »Ich bin einfach nicht früh genug wach geworden.« Doch mehr kann man dem armen Kerl nicht anlasten, denn er unternahm nie den Versuch, aus seiner Erfindung Profit zu schlagen. Scheinbar ging es ihm einzig und allein darum, morgens pünktlich zur Arbeit zu erscheinen. Und wenn er dazu einen Wecker benötigte, wird auch er im Grunde seiner Gene ein Langschläfer gewesen sein. Hutchins meldete seine Erfindung übrigens nie zum Patent an, das besorgte erst viele Jahrzehnte später der Franzose Antoine Redier. Dessen mechanischer Wecker mit einstellbarer Weckzeit war quasi der Startschuss für den weltweiten Siegeszug der kleinen Folterinstrumente.

Doch die Probleme der Langschläfer begannen lange vor der Erfindung des ersten Weckers. Arbeitete man früher in der Regel von Sonnenaufgang bis Sonnenuntergang, änderte sich dies spätestens mit der flächendeckenden Einführung öffentlicher Schlaguhren gegen Ende des 14. Jahrhunderts. Nach und nach sprachen die Handwerksordnungen nicht mehr pauschal von »Tag« oder »Nacht«, sondern forderten einen Arbeitsbeginn »up denn slach des Zeigers …«. Und damit niemand sagen konnte, dass er etwa des Zählens nicht mächtig sei oder die Turmuhr schon wieder nicht gehört hätte, bestimmten die Ordnungen oft auch, dass die Gesellen im Hause des Meisters zu nächtigen hatten. Man stelle sich das heutzutage vor. Bei zehn Vollzeitbeschäftigten und einer Menge Teilzeitkräften bräuchte ich ein ziemlich großes Haus … und sowohl ich wie auch meine Mitarbeiter verdammt gute Nerven! Angesichts dessen kann ich der Erfindung des Weckers fast noch etwas Positives abgewinnen. Aber eben nur fast. Denn es ginge ja auch anders. Jeder Mensch sollte einfach so lange schlafen können, bis er von ganz allein wach wird. Wäre dieses »Menschenrecht auf Schlaf« Levi Hutchins damals nicht versagt gewesen, wäre er wahrscheinlich nie auf die Idee gekommen, einen Wecker zu erfinden. Wozu auch?

Doch zurück zu dieser im wahrsten Sinne des Wortes »alarmierenden« Geschichte: Versuche, sich mit mechanischen Hilfsmitteln morgens aus Morpheus' Armen zu katapultieren, gab es schon lange vor Hutchins' Erfindung. Aber egal, wie effektiv diese Geräte auch waren, sie fallen allesamt nicht unter die Bezeichnung »Wecker«, denn der ist laut Definition ein Zeitmesser, also eine Uhr, die einen Alarm auslöst. Keinem Geringeren als Plato wird nachgesagt, eine der ersten uhrlosen Weckmaschinen ersonnen zu haben. Bei seiner Erfindung tröpfelte aus einer Amphore Wasser in eine zweite, welche ab einer gewissen Füllhöhe umkippte und ihren Inhalt mit Schwung in eine dritte Amphore ergoss. Die Luft, die daraus entwich, strömte dann durch eine Pfeife und gab einen sehr lauten Ton von sich. Platos Erfindung diente in erster Linie zur Begrenzung der Redezeit von Debattierenden und das Aufwecken der eingeschlafenen Zuhörer war wohl eher ein Nebeneffekt.

Das kann man von jener Apparatur, deren Baupläne von der Nachwelt Leonardo da Vinci zugeschrieben werden, nicht behaupten. Laut Konstruktionszeichnung funktioniert dieses Gerät ebenfalls mit einer Art Wasseruhr und zieht nach Ablauf eines festgelegten Zeitraums wahlweise dem Schlafenden die Bettdecke weg oder hebt ihn mitsamt Bett in die Luft und lässt ihn anschließend auf den Boden krachen. Bei allem Respekt, ich halte diese Erfindung für ausgemachten Blödsinn. Ich kann mir wirklich nicht vorstellen, dass sich ein so ausgeschlafener Geist wie Leonardo da Vinci in aller Ernsthaftigkeit mit dem Wecken schlafender Menschen beschäftigte. Ist es nicht viel wahrscheinlicher, dass sich das Universalgenie einfach einen Scherz erlaubt hat, als er die Idee zu dieser seltsamen Apparatur für die Nachwelt zu Papier brachte?

Wie dem auch sei, ernst wurde es spätestens, als die beiden Familienbetriebe Junghans aus dem Schwarzwald und Seth Thomas aus Conneticut den Wecker so preiswert machten, dass ihn sich fast jeder leisten konnte. Wie eine Seuche verbreiteten sich die kleinen Monster und bereits um 1900 besaß nahezu jeder Haushalt in Europa und in Amerika sein eigenes Folterinstrument. Möglich wurde dies, indem man das Uhrwerk nicht mehr wie bis dato üblich auf einem Holzbrett, sondern auf einer Metallplatine verschraubte und die Geräte mit Maschinen statt von Hand fertigen ließ. Und wer hat's erfunden? Nein, diesmal waren es nicht die Schweizer, sondern der Amerikaner Seth Thomas. Die Deutschen kamen seinerzeit auf das Erfolgsrezept, indem sie den jüngsten Sprössling der Familie, Arthur Junghans, zur Spionage in die USA schickten. Dort verdiente der 20-Jährige, als »Herr Hauff« getarnt, seinen Unterhalt mit dem Reinigen der Thomasschen Fabrikhallen. Dadurch hatte er Nacht für Nacht freien Zugang zu den neuesten Fertigungsmaschinen und konnte in aller Ruhe deren Pläne kopieren. Nach knapp zwei Jahren kehrte er zurück in seine

Heimat, krempelte den Familienbetrieb um und machte ein Vermögen.

Die Geschichte des Weckers war damals wie heute eine Geschichte verrückter Ideen. Im Jahre 1909 versuchte ein gewisser Bernhard Birkenfeld aus Münster, da Vincis Konzept zu Geld zu machen. Er meldete beim kaiserlichen Patentamt eine Weckvorrichtung an, »bei welcher der zu weckenden Person die Bettdecke durch ein mittels einer Weckuhr ausgelöstes Federwerk entzogen wird«. Ein anderer, der Rostocker Andreas Barmann, ersann im gleichen Jahr eine Maschine, bei der »unter Wirkung vorgesehener Federn« das Bettkopfteil nach oben schnellte und den Schlafenden so von jetzt auf gleich aus seinen Träumen katapultierte. Es vermag kaum zu verwundern, dass sich bei beiden kein finanzieller Erfolg einstellen wollte.

Umso mehr erstaunt es, welche Wecker heutzutage wahre Verkaufsschlager sind. Als ob unsere Gesellschaft mit der Zeit immer gefühlsärmer zu werden scheint. Oder wie soll man sich sonst erklären, dass sich gerade ein Wecker namens Sonic Bomb besonders gut verkauft? Ein Gerät, dessen Hersteller ihn als den »Presslufthammer unter den Weckern« bezeichnen?

Wecker sind grundsätzlich heimtückisch, daher sollte man sich auch nicht von Geräten täuschen lassen, an denen man angeblich seinen Frust abreagieren kann. Sie sehen aus wie Handgranaten oder – in der Variante für friedliebende Menschen – wie Tennisbälle, sind nahezu unkaputtbar und reagieren auf Bewegung. Wenn man seinem morgendlichen Frust über die frühe Alarmzeit mit einem beherzten Wurf gegen die Wand Ausdruck verleiht, könnte man tatsächlich meinen, dieser Wecker sei von einem verständnisvollen Langschläfer konstruiert worden. Doch das täuscht. Durch den Wurf unterbricht der Wecker lediglich für kurze Zeit sein nervtötendes Gepiepse, um dann irgendwo auf dem Zimmerboden von Neuem zu beginnen. Und dann muss man aufstehen, um dem Dauerpiepsen eine Ende zu bereiten.

Die Liste schräger Ideen rund um das Thema »Aufwecken« ist verdammt lang und manchmal liegen Genie und Wahnsinn nah beieinander. So wie etwa bei Clocky, einem kleinen, niedlich aussehenden Wecker auf zwei Rädern. Entwickelt von Gauri Nanda, einer Absolventin des renommierten Massachusetts Institute of Technology, zeigt dieses Gerät einmal mehr, zu welcher Abscheulichkeit der menschliche Geist fähig ist. Sobald die Weckzeit erreicht ist, stürzt sich dieses kleine Monster unter wildem Gepiepe vom Nachttisch und rollt 30 Sekunden lang durch die Wohnung, um letztendlich irgendwo mit einem schrecklichen Daueralarm liegen zu bleiben. Wohnt man nicht gerade in einem unmöblierten Apartment, stoppt der Mini-Krawallbruder auch gern unter dem Bett, unter einem Schrank oder in irgendeiner anderen Ecke, in die man nur mit großer Mühe gelangt. So kann man schon am frühen Morgen seine Möbel durch die Gegend schieben, um endlich wieder Ruhe zu haben. Kein Wunder, dass Frau Nanda für diese Erfindung einen »Ignominious Nobel Prize«, eine Art Schmäh-Nobelpreis gewonnen hat. Dieser Preis wird von der Harvard Universität vergeben, für »Forschungen, die nicht wiederholt werden können oder besser nicht wiederholt werden sollten«. Im gleichen Jahr, in dem Frau Nanda ihren Preis erhielt, ging der »Ignominious Nobel Prize« für Medizin an einen Amerikaner, der Prothesen für Hundehoden entwickelte. Den Friedenspreis desselben Jahres erhielt ein Brite, der Gehirnströme von Heuschrecken maß, während diese ausgesuchte Höhepunkte aus *Star Wars* anschauten. So viel dazu.

Wer morgens keine Möbel verschieben, dafür aber auf Schränke klettern muss, der nennt höchstwahrscheinlich einen Heliwecker sein Eigen. Ähnlich wie Clocky zwingt dieser den Schläfer zum Ausschalten aus dem Bett. Mit dem einzigen Unterschied, dass dieses Gerät nicht wegrollt, sondern einen Rotor in die Luft wirbelt, welchen man dann erst einmal suchen gehen kann. Der gleichzeitig einsetzende Alarm lässt sich nur ausschalten, indem man den Rotor wieder einsammelt und auf den Wecker steckt – alles andere als ein Spaß, vor allem, wenn man wie ich morgens ohne Brille oder Kontaktlinsen blind wie ein Maulwurf ist. Seit geraumer Zeit besitze ich dieses Gerät. Da ich nur schwer etwas wegwerfen kann, bereichert dieser Wecker meine Sammlung unnützer Geschenke, die darauf warten, weiterverschenkt zu werden. Allerdings verschenke ich nur selten etwas an Menschen, die ich nicht leiden kann. So geht der Schwarze Peter wohl eines Tages an meine Erben, denen es hoffentlich leichter fallen wird, das Ding endlich dahin zu geben, wo es hingehört: auf den Müll.

»Müll« und »Schrott« sind gute Stichwörter, um mit der Auflistung moderner Wecker fortzufahren. Oder wie soll man sonst einen Teppichwecker nennen, der vor dem Bett liegt und mit seinem Alarm erst Ruhe gibt, wenn man ihn mit beiden Füßen aufgestellt hat? Oder einen Wecker in Form einer Hantel, der direkt nach dem Aufstehen zum Frühsport zwingt? Ganze 30 Mal muss man den 700 Gramm schweren Wecker hoch und runter heben, bis der Alarm endlich verstummt. Wer denkt sich diesen Schrott aus? Sadisten? Arbeitslose Folterknechte gestürzter Diktatoren? Ich weiß es nicht, aber dafür glaube ich zu wissen, wer diesen Schrott kauft: Menschen, deren Hirn vom frühen Aufstehen schon etwas weich geworden ist, sodass sie nicht mehr merken, dass sie mit solchen »tollen« Geschenken Freundschaften aufs Spiel setzen! Denn für sich selbst kauft diesen Blödsinn garantiert niemand. Niemand braucht einen Laserwecker, ein Gerät mit Pistole und Zielscheibe, bei dem man das fiese Geräusch nur mittels Volltreffer ausgeschaltet bekommt. Genauso wenig wie den Kletterwecker, der aufgehängt über dem Bett immer mehr in Richtung Decke klettert, je länger man mit dem Ausschalten wartet. Auch der Fingertanzwecker ist garantiert keine Anschaffung für den eigenen Haushalt. Bei diesem seltsamen

Gerät soll man mit den Fingern »tanzen«, um den Alarm aus-
zuschalten. Laut Hersteller stoppt der Weckalarm, wenn man
15 korrekte Schritte mit den Fingern getanzt hat, die durch blin-
kende LEDs vorgegeben werden. Tanzen? Am frühen Morgen?
Mit den Fingern? Ich möchte wetten, speziell bei der Erfindung
dieses Gerätes waren psychedelische Drogen im Spiel.

Wer denkt, dass damit bereits die brutalsten Wachmacher
vorgestellt wären, der irrt. Es geht noch schlimmer, wie ein Gerät namens Shocking eindrucksvoll demonstriert. Große Zeiger,
rundes Gehäuse und zwei Glocken rechts und links obenauf geben Shocking das vertrauenswürdige Aussehen eines Retrowe-
ckers. Doch vom Aussehen sollte man sich bei Weckern niemals
täuschen lassen. Je harmloser sie daherkommen, desto gefährlich sind sie. Shocking, zum Beispiel, weckt nicht nur mittels
Alarmton, sondern vor allem über einen kleinen Stromschlag,
den man bekommt, wenn man das Teil ausschalten möchte.
Auch wenn Wecker grundsätzlich unfair kämpfen, da sie angrei-
fen, wenn man schläft, – dieses Gerät schlägt dem Fass den Boden aus. Es ist so menschenverachtend, dass es auf die Genfer
Liste geächteter Kriegswaffen gehört!

Nimmt Shocking unter den Weckern den Platz ein, den *Scream*
unter den Horrorfilmen hat, kann man das folgende Gerät am
besten mit *Saw* vergleichen. Übelster psychologischer Horror.
SnuzNLuz packt den Schläfer dort, wo es am meisten wehtut –
am Portemonnaie. Und das funktioniert folgendermaßen: Man
bekommt SnuzNLuz von einem »guten Freund« zu irgendeinem Anlass geschenkt und hat vielleicht nicht den Mumm
zu sagen: »Ein Wecker? Wie kommst du denn auf so eine be-
scheuerte Idee?« Stattdessen »freut« man sich, tut neugierig,
folgt der Betriebsanleitung, gibt dem Gerät unvorsichtigerweise
seine Bankdaten preis und wählt aus den vielen voreingestell-
ten gemeinnützigen Institutionen jene aus, der man garantiert
nichts spenden möchte. Und schon ist es zu spät. Einmal ein-

gestellt, stellt dieser Wecker eine Internetverbindung her und überweist der ausgewählten Organisation eine Spende von mindestens zehn Dollar, immer dann nämlich, wenn man die Snooze-Taste drückt.

Wir Europäer können darüber noch lachen, denn bisher gibt es nur eine amerikanische Version und die kann einem deutschen Bankkonto nicht gefährlich werden.

Es klingt wenig plausibel, aber unter den Ingenieuren, die sich mit der Entwicklung und Herstellung moderner Wecker beschäftigen, scheint es durchaus ein paar Menschenfreunde zu geben. Diesen Eindruck kann man zumindest bekommen, wenn man sich Erfindungen wie den Schlafphasenwecker anschaut. Er ist zwar immer noch ein Wecker und damit ein Werkzeug des Bösen, aber er versucht, den Schlafenden so sanft zu wecken, dass ihm ein Mindestmaß an Menschenwürde erhalten bleibt. Zumindest theoretisch. Zur Erklärung dieser Geräte bedarf es einer kurzen Erläuterung des Phänomens Schlaf:

Während man schläft, durchläuft man in der Regel zwei Leichtschlafphasen, zwei Tiefschlafphasen und die sogenannte Rapid-Eye-Movement-Phase (kurz: REM). Im Übergang der einzelnen Schlafphasen gibt es immer wieder Fast-Wach-Momente, also Zeiten, in denen unsere Schlaftiefe gering ist, in denen wir uns umdrehen, die Decke höher ziehen oder unseren Bettnachbarn treten. Schlafphasenwecker erkennen solche Fast-Wach-Momente mittels Elektroden oder Bewegungsmelder und hindern uns durch einen gewöhnlichen Alarmton am Wiedereinschlafen. Man gibt bei diesem Wecker also keine feste Uhrzeit, sondern einen Zeitraum ein, in dem das Gerät den besten Augenblick des Aufweckens auswählt. Waren Schlafphasenwecker bislang noch ein teures Vergnügen, versprechen Apps wie *Sleep Cycle* den gleichen Effekt mithilfe eines Smartphones. Wochenlang war das Programm auf Platz eins in der Liste der meistverkauften Apps in Deutschland, auch wenn skeptische

Stimmen behaupten, dass der Bewegungsmelder eines Smartphones für das Aufspüren der Fast-Wach-Phasen nicht wirklich geeignet sei.

Eine weitere Gattung von Weckern, die schmerzfreies Aufwachen versprechen, sind die Lichtwecker oder Dämmerungssimulatoren. Diese Geräte nutzen lediglich als »Ultima Ratio« einen herkömmlichen Alarmton, nämlich dann, wenn die langsam ansteigende Helligkeit des Weckers erfolglos bleibt. Der Hersteller preist diese Methode als »sanft und natürlich« und zeigt einmal mehr, wie zu viel frühes Aufstehen das Denkvermögen beeinträchtigt.

Denn egal, wie sanft Lichtwecker, Schlafphasenwecker & Co. auch sein mögen: Wecken bleibt Wecken, das merkt man spätestens, wenn der Alarmton klingelt, man die Augen aufmacht und auf ein Neues feststellt, dass das Leben so schön sein könnte, wenn die frühen Vögel nichts mehr zu sagen hätten.

Wer schläft, sündigt nicht? – Religion und Schlaf

Man stelle sich einmal vor, ich würde behaupten, ich sei der Sohn Gottes. Anfänglich fänden das einige meiner Mitmenschen vielleicht noch amüsant, aber würde ich über Monate und Jahre bei dieser Behauptung bleiben, ließe das wohl bald Zweifel an meiner geistigen Gesundheit aufkommen. Und je nachdem, wie nachdrücklich ich dann mein himmlisches Erbe einfordern würde, wäre der Weg in die geschlossene Abteilung einer psychiatrischen Klinik nicht weit. Mir ginge es nicht anders als den vielen Menschen, die derzeit mit der Diagnose »schizophrene Psychose« in bundesdeutschen Kliniken behandelt werden.

Vor 2000 Jahren war das noch anders. Damals gab es keine Schulmedizin und keine psychiatrischen Kliniken. Man kannte keine Genetik, keine Evolution und wusste nur wenig über die chemische und physikalische Zusammensetzung unserer Welt. Kurzum, wenn jemand glaubwürdig auftrat, konnte er seinen Mitmenschen auch weismachen, er wäre aus einem Ei geschlüpft, von einem Wal ausgespuckt oder von einem fliegenden Hamster geboren worden. Das war auch im Nahen Osten nicht anders, wo man damals allerdings dem Vielgötterglauben schon abgeschworen hatte. Auch für den fliegenden Hamster finden sich zu diesem Zeitraum keine Belege. Nimmt man die archäologischen Befunde dieser Zeit ernst, gab es ziemlich viele Menschen die glaubten, von ihrem Gott in irgendeiner Art auserwählt worden zu sein. Einer von ihnen lebte als jüdischer Wanderprediger in Galiläa und führte sicher nichts Böses im Schilde. Dennoch wurden in seinem Namen in den folgenden zwei Jahrtausenden zahllose Gräuel verübt. Ein zweiter führte ca. 600 Jahre später im arabischen Raum ein tugendhaftes Leben und auch in seinem Namen wurde viel Unheil angerichtet.

»So lange, wie du immer schläfst, das ist doch nicht normal!« Stimmt, solange es normal ist, mitten in der Nacht aufstehen zu müssen, um rechtzeitig in die Schule, zur Uni oder zur Arbeit zu kommen, solange kann man als Langschläfer stolz darauf sein, nicht ganz normal zu sein. Eine ideale Voraussetzung also, um sich auch in religiöser Hinsicht eine gewisse Freiheit zu erkämpfen. Und dazu empfehle ich, so paradox es klingen mag, die Lektüre der Bibel. Angesichts der vielen dort beschriebenen Gewaltexzesse wird man anschließend entweder gleich zum Atheisten oder kommt zu dem Schluss, dass das alles nicht ganz so ernst gemeint sein kann. Schließlich nimmt die Kirche die Bibel ja auch nicht immer für bare Münze. Ansonsten müsste sie ihren Gläubigen doch allein wegen nachfolgenden Zitats jede Nacht eine Lunchbox vor die Tür stellen.

»Wenn der Herr nicht das Haus baut, so arbeiten umsonst, die daran bauen. Wenn der Herr nicht die Stadt behütet, so wacht der Wächter umsonst. Es ist umsonst, dass ihr früh aufsteht und hernach lange sitzet und esset euer Brot mit Sorgen; denn seinen Freunden gibt er es im Schlaf.«

(Psalm 127)

Lieber Papst Benedikt XVI.,
sind das nicht großartige Worte? »Seinen Freunden gibt es der Herr im Schlaf« bedeutet doch schlussendlich: nie wieder morgens den Wecker stellen, nie wieder verschlafen zur Arbeit oder in die Schule und trotzdem immer genug zu essen zu Hause. Glaub mir, wenn Du als Stellvertreter Christi auf Erden mit dieser Bibelstelle ernst machen und allen Katholiken ein lang-

schläferfreundliches Leben ermöglichen würdest, hättest du den Wettlauf gegen die Protestanten, ja wahrscheinlich sogar gegen den Islam, Hinduismus, Buddhismus und jegliche andere Religion auf diesem Planeten längst gewonnen! Geld genug habt ihr doch, oder!?

Und wo ich Dir gerade schon einmal schreibe: »Wachet und betet, damit Ihr nicht in Versuchung fallt!« (Mt 26,41) ist komplett out! Diese alte Leier von Versuchung, Schuld und Sühne ist nicht mehr zeitgemäß. Heutzutage hat wirklich niemand Lust, in dauernder Angst zu leben. Das nur so als kleiner Tipp nebenbei, falls Du Dich einmal fragen solltest, warum Dir so viele Schäflein weglaufen.

Viele Grüße
Ralf

PS: Wenn es so weit ist, schicke ich Dir einmal eine Postkarte aus der Hölle, damit Du Dich da oben nicht so allein fühlst.

Es soll hier aber nicht der Eindruck entstehen, Protestanten wären in irgendeiner Weise langschläferfreundlicher, im Gegenteil. Keine Geringere als die studierte Theologin und Bundestagsvizepräsidentin Katrin Göring-Eckardt behauptete in einer ihrer Predigten in Bezug auf säumige Gottesdienstbesucher: »Gott straft nicht den Langschläfer, sondern der Langschläfer sich selbst, weil er sich um die Möglichkeit bringt, sich von Gott bedienen zu lassen.« Langschläfer sind also autoaggressive Menschen, die sich selbst bestrafen, indem sie ihre natürlichen Bedürfnisse befriedigen? Eine interessante Theorie, aber ist es nicht vielleicht genau andersherum? Bestraft sich nicht eher der Gottesdienstbesucher, wenn er wegen diffuser Jenseitsängste verschlafen in der Messe sitzt, um sich von seinem Gott »bedienen« zu lassen?

Und wie sieht es mit anderen Religionsgemeinschaften aus? Auch nicht gut. Konvertiert man beispielsweise vom Christentum zum Islam, kommt man vom Regen in die Traufe. Als Moslem hat man nämlich streng genommen überhaupt keine Möglichkeit mehr, auszuschlafen. Die Anhänger des Propheten müssen jeden Tag mindestens fünfmal in exakt definierter Weise beten, wobei vor allem das Morgengebet jeglicher Langschläfer-Natur widerspricht. Der Zeitraum für dieses Gebet beginnt, sobald die astronomische Morgendämmerung einsetzt – das ist der Zeitpunkt, da die Sonne nach Mitternacht wieder einen Wert von 18 Grad unter dem Horizont erreicht. Der Zeitrahmen endet mit Sonnenaufgang, also dann, wenn sich der Sonnenmittelpunkt noch 50 Bogenminuten unter dem Horizont befindet. Im Sommer ist das deutlich vor 5 Uhr morgens! Nicht umsonst bedeutet »Islam« wörtlich übersetzt »völlige Unterwerfung (unter Gott)« bzw. »völlige Hingabe (an Gott)«. Doch zum Glück lässt sich auch das Wörtchen »völlig« relativieren. So sehe ich hin und wieder einen befreundeten Moslem in meinem Club mit einem Glas Bier in der Hand. Als ich ihn das erste Mal so antraf, fragte ich ihn erstaunt, ob seine Religion ihm den Genuss alkoholischer Getränke nicht untersagen würde. Seine augenzwinkernde Antwort: »Es ist heute total bewölkt draußen, wie sollte Allah da etwas sehen?«

Und was sagt der Hinduismus, die zahlenmäßig drittstärkste Religion auf unserer Erde? Kann man als lang schlafender Hindu glücklich werden? Die Antwort auf diese Frage gestaltet sich schwierig, denn tatsächlich handelt es sich beim Hinduismus um keine einheitliche Religion, sondern um eine Sammelbezeichnung verwandter Religionen des indischen Subkontinents. Diese haben zwar viele Gemeinsamkeiten, widersprechen sich in einigen Aussagen aber auch komplett. Da hinduistische Ideen aber grundsätzlich viel mit Askese zu tun haben, sollte man generell vorsichtig sein, bevor man sich einer ihrer Glaubenslehren verschreibt.

Dann vielleicht doch lieber Buddhismus? Auch da wäre ich vorsichtig, obwohl die Mehrzahl aller Buddhisten heutzutage dem »mittleren Weg« folgt und sowohl Askese wie auch Hedonismus meidet. Ein Blick in ein buddhistisches Kloster wird jedem Langschläfer allerdings schnell deutlich machen: »Erleuchtung« ist eine Erfindung von Frühaufstehern.

Mein Fazit: Egal, welche der großen Religionen man sich auch anschaut, wirklich langschläferfreundlich ist keine von ihnen. Vielleicht liegt es daran, dass man verschlafene Menschen besser manipulieren kann. Ein wacher Geist findet schnell die Widersprüche, in die sich die göttlichen Stellvertreter gern einmal verstricken.

Religion war aber nicht immer so schlaffeindlich. Sowohl die griechische wie auch die römische Mythologie kannten einen eigenen Gott des Schlafes. Bei den Griechen nannte er sich Hypnos und war der Zwillingsbruder des Todes Thanatos. Sein Sohn Morpheus ist der Gott des Traumes (wodurch sich auch der Name des Opiats Morphin erklärt). Die Römer nannten ihren Gott des Schlafes Somnus. Wie groß die Bewunderung für diesen Gott tatsächlich war, erfahren wir von dem Schriftsteller Ovid. Er frohlockt in seinen *Metamorphosen*: »Schlaf, du Ruh der Wesen, oh Schlaf, du freundlichste Gottheit, Friede der Seele, den Kummer flieht, der Leiber, die hartes Tagwerk erschöpft hat, labt und erfrischt zu neuem Beginnen«.

Eine damals weitverbreitete Form des Gottesdienstes war der Tempelschlaf. Man musste sich also nicht wie heutzutage üblich frühmorgens aus dem Bett quälen, um seinem Gott zu dienen, sondern legte sich schon am Abend bequem zu ihm in den Tempel, um dort eine geruhsame Nacht zu verbringen. Zu dieser Zeit wusste man noch genau: Schlafen ist etwas Göttliches!

Die Gründe, warum dieses Wissen der Menschheit abhandengekommen ist, mögen vielfältig sein und im Dunkel der Geschichte liegen. Doch jetzt ist es an der Zeit, dieses Wissen wieder publik zu machen. Es war der Verstand, der die Menschheit an die Spitze der Nahrungskette gebracht hat. Jenes Werkzeug, das nach logischen Gesichtspunkten das Für und Wider jeglicher Handlung abwägt, um die bestmögliche Entscheidung zu präsentieren. Warum schalten Menschen dieses großartige Geschenk der Natur in religiösen Angelegenheiten einfach aus? Warum sollte man an etwas glauben, das einem als Langschläfer schadet? Weil die Eltern es auch tun? Weil man es im zarten Kindesalter eingetrichtert bekommen hat? Freiheit beginnt im Kopf und schon Wilhelm Busch wusste: »Wer in Glaubensfragen den Verstand befragt, kriegt unchristliche Antworten.«

Wenn man als Langschläfer das Gefühl hat, ohne Religion nicht glücklich zu werden, dann empfehle ich, einfach eine eigene zu gründen. Eine Privatreligion, die niemand anderem wehtut, die niemanden überzeugen, überreden oder unterdrücken möchte. Ein Glaubenssystem, mit welchem man sein Bedürfnis nach Übernatürlichem befriedigen und seine Angst vor dem Jenseits bändigen kann. Und selbstverständlich eines, in dem das Ausschlafen als göttliche Pflicht gilt und die Benutzung eines Weckers verboten ist. Denn auch das hat schließlich eine schon mehr als zweitausendjährige Tradition:

>*Mach dir deine eigenen Götter und unterlasse es,
dich mit einer schnöden Religion zu beflecken.*«

(Epikur, griechischer Philosoph, 341–270 v. Chr.)

Tierisch müde – die zehn größten Faulpelze

Was für eine dumme Kuh! Schläft maximal vier Stunden pro Nacht und ist dann dermaßen übermüdet, dass sie den ganzen Tag lang vor sich hin döst. Wie gut, dass sie beim Dösen wiederkäuen kann, sonst würde das blöde Vieh am Ende noch verhungern. Ein mindestens ebenso großes Rindvieh, zumindest metaphorisch gesprochen, ist der Esel. Denn auch er schläft gerade einmal drei bis vier Stunden pro Nacht, genau wie Pferd, Gazelle oder Giraffe. Alles Tiere, die vielleicht für ihre Geschwindigkeit oder ihren Appetit bekannt sind, aber bestimmt nicht für ihre Intelligenz. Wie sollten sie auch, wo sie doch permanent übermüdet sind und Schlafmangel erwiesenermaßen dumm macht!

Aber genug der Dummheit, Mutter Natur war schließlich nicht zu allen Tierarten so grausam wie zu Kühen, Eseln und anderen tierischen Kurzschläfern. Einige Lebewesen hat sie mit einem Schlafpensum gesegnet, das um einiges größer ist, als das, was jeder menschliche Langschläfer auf die Matratze bringt. Hier also die Top Ten der tierischen Schlafmützen:

Koala

Der Koalabär ist nicht nur süß, er ist auch ziemlich relaxt. Gerade einmal vier Stunden am Tag verbringt er mit dem Verzehr von Eukalyptusblättern, seiner Leibspeise, bevor er sich in die nächstbeste Astgabel klemmt und weiterschläft. So kommt dieses kleine Beuteltier auf bis zu 20 Stunden Schlaf pro Tag und gehört damit zu den größten Langschläfern der Welt. Ob er deswegen lange Zeit vom Aussterben bedroht war? Offiziell heißt es, der Koala wäre wegen seines weichen Fells und seines wohlschmeckenden Fleisches gejagt worden. Doch wer weiß, vielleicht mussten viele dieser possierlichen Bärchen ihr Leben lassen, weil puritanische Siedler den Anblick solch gnadenloser Langschläfer einfach nicht ertragen konnten.

Opossum

Ich muss zur Schande meiner Allgemeinbildung gestehen: Bis vor Kurzem war mir dieses Tier gänzlich unbekannt. Erst ein Zeichentrickfilm mit einem Mammut, das sich als Opossum fühlt, machte mich auf diese Wissenslücke aufmerksam. Ich staunte nicht schlecht, als ich nach dem Kinobesuch Wikipedia bemühte und las, dass eine bestimmte Unterart dieser kleinen Beutelratten angeblich bis zu 19,4 Stunden täglich schläft. Damit gehört das Opossum trotz seiner geringen Körpergröße zu den größten Langschläfern der Erde.

Fledermaus

Auf bis zu 19 Stunden Schlaf kommt auch die Fledermaus. Und im Gegensatz zum Opossum, dessen Schwanz sein gesamtes Gewicht gar nicht tragen könnte, hängen die Fledertiere beim Schlafen tatsächlich mit dem Kopf nach unten. Das hat die Natur clever eingerichtet, denn durch das Eigengewicht der Fledermaus ziehen sich die Sehnen der Krallen ohne weitere Muskelanstrengung zusammen und garantieren somit sicheren Halt. Damit ist wohl klar, dass man das mit dem Kopfunterschlafen als Mensch besser nicht ausprobiert. Wie wichtig zumindest weiblichen Fledermäusen der Schlaf ist, kann man an ihrem Paarungsverhalten erkennen: Während die Tiere friedlich schlummernd an der Decke hängen, fliegt ein brünstiges Männchen zu einem weiblichen Tier, umklammert es und beißt ihm in den Nacken. Das Weibchen hingegen macht sich noch nicht einmal beim Akt die Mühe, gänzlich aufzuwachen.

Nachtaffe

Ein weiterer Schlafmeister ist der in Mittel- und Südamerika lebende Nachtaffe. Durchschnittlich 17 Stunden Ruhe gönnt sich dieser Mininachtschwärmer. Kleiner, rundlicher Kopf, große, eulenähnlichen Augen, eine etwas vorragende, breite, große Schnauze, kleine Ohren und ein buschiger Schwanz – der Nachtaffe ist ein wirklich putziger Zeitgenosse, nur sein Stammbaum klingt leicht seltsam. Es muss ein Frühaufsteher gewesen sein, der die Taxonomie dieser Tiere vorgenommen hat, denn sie klingt mehr nach Beschimpfung als nach wissenschaftlicher Einordnung: Nachtaffen gehören zur Gattung der Breitnasen und zur Unterfamilie der Schlaffschwänze.

Faultier

Jedes Faultier ist ein Langschläfer, doch nicht jeder Langschläfer ein Faultier! Das sei früh aufstehenden Zeitgenossen noch einmal in aller Deutlichkeit ins Poesiealbum geschrieben. Doch zum Tier: Bis zu 16 Stunden Schlaf gönnt sich der baumbewohnende Kleinsäuger pro Tag. Und weil er fast sein ganzes einzelgängerisches Leben mit dem Rücken nach unten an einem Ast hängt, hat er seit seiner Entdeckung durch die Europäer einen schlechten Ruf. – An seinem deutschen Namen kann man das deutlich erkennen. Doch der Mensch begnügt sich nicht mit Rufmord, er ist auch sonst der größte Feind des Faultieres, da er durch massive Rodung des Regenwaldes seinen Lebensraum bedroht. Da hilft es auch nichts, dass dem Faultier magische Kräfte nachgesagt werden. Im Gegenteil: Das südamerikanische Volk der Shuar macht genau aus diesem Grund Jagd auf Faultiere und fertigt aus ihren sterblichen Überresten Schrumpfköpfe.

Igel

Die Intelligenz dieses kleinen, stacheligen Zeitgenossen ist spätestens seit den Gebrüdern Grimm sprichwörtlich. Und wenn man die Schlafgewohnheiten von Hase und Igel vergleicht, hat man sicher schon einen, wenn nicht sogar den bedeutenden Grund gefunden, warum der Igel den Hasen in der berühmten Wette um Längen schlägt: Er ist einfach viel ausgeschlafener. Denn während der Hase in der Regel zehn Stunden schläft, sagt man dem Igel nach, sich täglich zwischen 14 und 16 Stunden auszuruhen. Ganz zu schweigen davon, dass das intelligente Tierchen den ganzen Winter über in einem schlafähnlichen Zustand verbringt.

Bär

Im Gegensatz zur landläufigen Meinung halten Bären keinen echten Winterschlaf, sondern eine Art Winterruhe. Dabei werden zwar Atemfrequenz und Herzschlag gesenkt, die Körpertemperatur bleibt aber weitgehend konstant. Braunbären beispielsweise verbringen bis zu sieben Monate im Winter in einer Art Dämmerzustand, in dem sie ausschließlich von ihren Fettreserven leben. Das mag für den einen oder anderen Langschläfer aus kosmetischen Gründen nachahmungswürdig erscheinen, ist für Menschen jedoch nicht zu empfehlen. Im Gegensatz zum Bären fehlt uns nämlich das Winterruhehormon *Hibernation Induction Trigger*, kurz: HIT, welches dafür sorgt, dass der Bär auch nach dieser langen Ruhephase noch über Muskelmasse verfügt. Ein Mensch dagegen würde bei ähnlich lang andauernder Untätigkeit bis zu 90 Prozent seiner Muskelmasse einbüßen. Auch was den täglichen Schlafbedarf angeht, spielt der Bär eindeutig in einer anderen Liga als wir: 14 bis 16 Stunden scheinen zumindest beim Braunbär die Regel zu sein.

Katze

Auch Katzen verbringen bis zu 16 Stunden täglich im Reich der Träume. Die restliche Zeit nutzen sie fürs Jagen, Spielen und Gestreicheltwerden. Wenn das nicht intelligent ist, weiß ich auch nicht. Würde ich an Wiedergeburt glauben, wäre mein ganzes Streben darauf ausgerichtet, im nächsten Leben als Katze auf die Welt zu kommen. Robert Gernhardt hat es einmal schön auf den Punkt gebracht:

> »Von einer Katze lernen
> heißt siegen lernen.
> Wobei siegen ›locker durchkommen‹ meint,
> also praktisch: liegen lernen.«

Hund

Ein Hund denkt: »Sie lieben mich, sie pflegen mich, sie füttern mich. Sie müssen Götter sein.« Eine Katze denkt: »Sie lieben mich, sie pflegen mich, sie füttern mich. Ich muss ein Gott sein.« Diese kleine Anekdote erklärt den großen Unterschied zwischen Hunden und Katzen ziemlich gut. Denn während eine Katze sich durch nichts aus der Ruhe bringen lässt, unterwirft sich ein Hund den Gewohnheiten und Ritualen seiner »Götter«. Sogar seinen Schlafrhythmus passt der nach dem Kopfkissen zweittreueste Freund des Menschen seinem Rudel an. Um trotzdem auf die für Hunde üblichen zehn bis 14 Stunden Schlaf zu kommen, legt er sich nach den ersten Aktivitäten seines Frauchens oder Herrchens meistens einfach wieder hin und schläft weiter.

Schimpansen, Gorilla, Orang-Utan

Auch von den nächsten Verwandten im Tierreich kann man als Mensch bezüglich einer gesunden Schlafdauer einiges lernen. Zehn bis zwölf Stunden gelten bei Menschenaffen als völlig durchschnittlich. Und da der Mensch ebenfalls zu den Primaten zählt, also zur gleichen Familie wie Schimpansen, Gorillas und Orang-Utans, sollte auch dem letzten unausgeschlafenen Frühaufsteher endlich einmal ein Licht aufgehen: Weniger als zehn Stunden Schlaf sind für den Menschen vollkommen unnatürlich!

Schlaue Penner –
die größten Langschläfer der Weltgeschichte

»Vier Stunden schläft ein Mann, fünf eine Frau und sechs ein Idiot.« Mit dieser Aussage hat Napoléon Bonaparte deutlich gezeigt, wie klein(-geistig) er wirklich war! Denn schaut man sich um, entdeckt man gerade unter den größten Denkern der Weltgeschichte viele bekennende Langschläfer.

Einer der prominentesten: Johann Wolfgang Goethe, ein Mann der täglich mindestens zehn Stunden geschlafen haben soll und dennoch – oder vielleicht gerade deswegen – unglaublich produktiv war. Sein Vermächtnis gehört nicht nur zu den Höhepunkten der Weltliteratur, sondern schenkt der Menschheit auch einige der schönsten Liebeserklärungen an den Schlaf. So lässt er beispielsweise den Grafen Egmont im letzten Akt des gleichnamigen Dramas sagen: »Süßer Schlaf! Du kommst wie ein reines Glück ungebeten, unerfleht am willigsten. Du lösest die Knoten der strengen Gedanken, vermischest alle Bilder der Freude und des Schmerzes; ungehindert fließt der Kreis innerer Harmonien, und eingehüllt in gefälligen Wahnsinn versinken wir und hören auf zu sein.« Ist das nicht großartig? Wie sehr der Dichter an dieser Stelle aus Überzeugung spricht, merkt man daran, dass er in einem seiner Maskenspiele am Weimarer Hof selbst als Schlaf auftrat, angekündigt mit den Worten: »Ein treuer Freund, der allen frommt, gerufen oder nicht, er kommt. Gern mag er Elend, Sorge, Pein mit seinem sanften Schleier decken, und selbst das Glücke wiegt er ein, zu neuen Freuden es zu wecken.«

Doch nicht nur Goethe war vom Wert des Schlafes überzeugt. Theodor Fontane beispielsweise beklagte, »dass man um zehn oder elf zu Bett gehen und um sechs oder sieben wieder aufstehen müsse.« Die Ursache sieht Fontane bei den Menschen selbst: »Wenige haben den Mut, zu essen, wenn sie hungern, noch Wenigere den Mut zu schlafen, wenn sie müde sind. Alle haben wir eine Neigung, uns zu Sklaven der Stunde und der Überlieferung zu machen.«

Weniger kritisch und um einiges kürzer brachte es Heinrich Heine einmal auf den Punkt: »Der Schlaf ist doch die köstlichste Erfindung.«

Ein gutes Stichwort, denn tatsächlich wurden einige der größten Erfindungen im Schlaf gemacht. Ein Traum, in dem eine Schlange sich selbst in den Schwanz biss, ließ dem deutschen Chemiker Friedrich August Kekulé von Stradonitz ein Licht aufgehen: Er erkannte nun endlich die Struktur des Kohlenwasserstoffes Benzol.

Ein anderer schlauer Geist, Elias Howe, träumte nicht von Schlangen, sondern von einer Horde Kannibalen, die ihn mit Speeren verfolgte. Kurz bevor er schweißgebadet aufwachte, waren seine Verfolger schon so nah, dass Howe die Spitzen ihrer Speere deutlich sehen konnte. Zu seiner Verwunderung glichen sie Nähnadeln, allerdings mit einer Öse in der Spitze anstatt wie üblich in der Mitte oder am Ende der Nadel. Diese Beobachtung war das fehlende Glied in der Kette seiner Überlegungen zur Entwicklung der modernen Nähmaschine.

Andere Erfinder sahen im Traum sogar ganze Konstruktionszeichnungen wie etwa George Westinghouse, der die Druckluftbremse für Eisenbahnwagons erfand. Oder aber Charles Vernon Boys, der Erfinder des Gasmessers. Von ihm wird behauptet, dass er sofort nach dem Aufwachen die Konstruktion aus der Erinnerung nachzeichnete und unverzüglich zum Patent anmeldete.

All diese Dinge, die wortwörtlich »im Schlaf« erfunden wurden, sollten den Schlafverneinern dieser Welt endlich einmal zu denken geben. Wie kann man angesichts dieser Errungenschaften allen Ernstes behaupten, Schlafen wäre Zeitverschwendung oder gar Idiotie?

Unter Napoléons Kategorie »Idiot« würde übrigens auch Albert Einstein fallen. Der Begründer der Relativitätstheorie, ohne dessen großartige Denkleistung wir heute weder Mobiltelefone, Mikrowellen, CD-Player, Computer, Internet noch Satellitenfernsehen hätten, bekannte sich freimütig zu seinem ausgeprägten Schlafbedürfnis. Denn nur wer ausreichend Schlaf bekommt, kann die wertvollste menschliche Fähigkeit, die Intuition, frei entfalten. Einstein sagte dazu einmal: »Der Intellekt hat wenig zu tun auf der Straße der Entdeckung. Denn das eigentlich Wertvolle ist die Intuition [...] Auf einmal macht das Bewusstsein einen Sprung, nennen wir es Intuition, die Lösung kommt zu dir, du weißt weder wie noch warum.« Anders ausgedrückt: Nur weil Albert Einstein und andere große Geister intuitive, ausgeschlafene Menschen waren, leben wir heute in der uns so selbstverständlichen modernen Zivilisation.

Das bestätigen auch jüngste Studien der Universitäten Lübeck und Köln. In mehreren Versuchen gelang es den Forschern nachzuweisen, dass Schlafen eine Art kreativer Lernprozess ist, während dem zuvor aufgenommene Information neu sortiert und dem Langzeitgedächtnis zugeführt wird. Sollte es also vielleicht genau andersherum sein, Monsieur Napoléon? Waren vielleicht Sie nicht ganz richtig im Kopf?

Tatsächlich gehen viele Historiker heutzutage davon aus, dass mit Napoléon etwas nicht stimmte. Der General und spätere Kaiser soll an Narkolepsie gelitten haben. Bei dieser Erkrankung, die im Volksmund auch »Schlafkrankheit« oder »Schlummersucht« genannt wird, handelt es sich um eine neurologische Störung des Schlaf-Wach-Rhythmus. So wird über Napoléon berichtet, dass er immer wieder spontane Schlafattacken erlitt, selbst wenn er sich gerade auf einem Empfang, auf einer Lagebesprechung oder aber hoch zu Ross auf dem Schlachtfeld befand. Manche behaupten sogar, er hätte wegen plötzlichen Einnickens seine letzte, alles entscheidende Schlacht bei Waterloo verloren. Kein Wunder also, dass dieser Mann nachts keine Ruhe fand und neidvoll über jeden herzog, der länger schlafen konnte als er.

Ein armseliges Verhalten, vor allem wenn man den Blick auf einen anderen großen Kaiser richtet. Auf einen Mann, der aus seinem Langschläfer-Naturell nie einen Hehl gemacht hat: Franz Beckenbauer. Was er in diesem Zusammenhang zu Torjäger Gerd Müller gesagt hat, ist in die Annalen der Sportgeschichte eingegangen: »Keine Sorge Gerd, ohne uns fliegen die nicht!«

Man kann nur hoffen, dass alle Langschläfer eines Tages derart lässig dem Alltag begegnen, statt mit chronisch schlechtem Gewissen durchs Leben zu stolpern. Denn »wer sich vom Mahl des Schicksals ernährt, fürchtet nicht, den Schlaf zu kosten« bemerkte der Philosoph Khalil Gibran einmal treffend. Doch sich »vom Mahl des Schicksals zu ernähren«, trauen sich leider die wenigsten Menschen. So kommt es, dass sich die meisten Langschläfer zwar ständig über den ihnen aufgezwungenen frühen Arbeitsbeginn ärgern, aber nichts dagegen tun.

»Wenn zu rechter Zeit jeder Mensch fassen würde, welche süße Gabe der Schlaf ist, es würde keiner mehr ihn so mutwillig auf das Nichtwürdigste verschleudern.« Eine Erkenntnis, die der Schriftsteller und Pfarrer Jeremias Gotthelf schon vor über 150 Jahren in Worte fasste und die bis heute nichts von ihrer Aktualität eingebüßt hat.

Auch die Worte von weitaus berühmteren Köpfen zum Thema »Schlaf«, blieben bis dato weitgehend ungehört. »Der Schlaf ist für den ganzen Menschen, was das Aufziehen für die Uhr«, bemerkte einst Arthur Schopenhauer. Und Erich Kästner schrieb: »Wer schlafen kann, darf glücklich sein.« Warum blieben all diese großartigen Worte in unserer Gesellschaft bisher unerhört? Worte, wie man sie kaum klarer formulieren kann. Kurt Tucholskys Ausspruch »Gebt den Leuten mehr Schlaf – und sie werden wacher sein, wenn sie wach sind« ist doch absolut unmissverständlich. Wer es noch deutlicher braucht, dem hilft vielleicht Kafka auf die Sprünge: »Dies frühzeitige Aufstehen macht einen ganz blödsinnig. Der Mensch muss seinen Schlaf haben.«

Wem aber Worte allein, von wem auch immer sie geschrieben wurden, nicht beweiskräftig genug sind, dem sei das Leben und Sterben des Philosophen René Descartes eine Warnung. Mit seiner Erkenntnis »Ich denke, also bin ich« revolutionierte er als bekennender Langschläfer die Philosophie. Nach einer Karriere im Militärdienst bereiste er mehrere Jahre Europa, besuchte Gelehrte und legte sein Familienerbe so an, dass er bequem davon leben konnte. Descartes machte nie einen Hehl daraus, dass er gern viel Zeit im Bett verbrachte – schlafend und denkend. 1649 rief ihn Königin Christina von Schweden an ihren Hof in Stockholm. Er folgte nach anfänglichem Zögern, wahrscheinlich in der Hoffnung auf ein ruhiges, abgesichertes Gelehrtenleben. Doch daraus wurde nichts. Jeden Morgen um 5 Uhr hatte der Gelehrte zum Frühstück zu erscheinen, um Christina Privatstunden in Philosophie zu geben. Das scheint den Langschläfer Descartes schon nach kurzer Zeit so zermürbt zu haben, dass er am 11. Februar 1650 mit nur 54 Jahren an einer Lungenentzündung starb. Möge das Schicksal dieses Mannes allen Langschläfern auf ewige Zeiten eine Warnung sein!

So kann's gehen – von Menschen, die es geschafft haben

Was ist Erfolg? Zehn Millionen auf einem Schweizer Bank-konto? Eine sichere Rente? Eine goldene Schallplatte? Das Vertrauen der Kollegen? Anerkennung vom Chef? Vielleicht ja, vielleicht auch nein, denn was der eine erfolgreich nennt, mag einem anderen völlig lächerlich erscheinen. Erfolg ist eine höchst subjektive Angelegenheit. Im eigentlichen Sinne bedeutet er das Erreichen selbst gesteckter Ziele.

Meine Mutter erzählt zum Beispiel noch heute gern, dass ich als fünfjähriger Junge die Frage des Nikolaus nach meinem Berufswunsch kurz und knapp mit »Millionär« beantwortet habe. Zugegeben, gemessen an dieser Aussage verlief mein Leben bisher relativ erfolglos. Weiß man aber, dass ich schon als Kind sehr gern und lange schlief und dass ich mir mit dem ganzen Geld ein Leben ohne Wecker kaufen wollte, sieht die Sache schon anders aus. Denn als Gastronom verfüge ich heute zwar über keine Millionen, kann aber Tag für Tag ausschlafen, ohne mir dumme Sprüche anhören zu müssen. Von dieser Akzeptanz können die führenden Kräfte unserer Gesellschaft, also Unternehmer, Bankiers und Politiker, nur träumen. Kein Wunder also, dass ich für dieses Kapitel keinen einzigen Politiker gefunden habe, der sich zu seinem Langschläfertum bekennt. Im Gegenteil: Angela Merkel, Klaus Wowereit und all die anderen, die ich um ein Interview gebeten habe, beeilten sich, mir mitteilen zu lassen, dass sie um Himmels willen keine Langschläfer seien. Zum Glück gibt es nicht nur Politiker auf dieser Welt. So erzählen im Folgenden zehn bekennende Langschläfer von ihren Erfahrungen und ihrem täglichen Leben. Menschen, die sich nicht schämen, den frühen Morgen den komischen Vögeln zu überlassen. Und deren leuchtendes Vorbild allen Langschläfern zeigt: Ihr seid völlig normal, lasst euch bloß nichts anderes einreden!

Katrin Bauerfeind

Für ihre Moderation der Internet-TV-Sendung *Ehrensenf* erhielt Katrin Bauerfeind im Jahre 2006 den Publikumspreis des Grimme Online Awards. Neben verschiedenen anderen Engagements gehörte sie lange Zeit zum festen Ensemble der *Harald Schmidt Show*. Auf 3sat präsentiert die bekennende Langschläferin ihre eigene Sendung *Bauerfeind*.

Frau Bauerfeind, unsere Gesellschaft tanzt immer noch nach der Pfeife der Frühaufsteher, obwohl längst nachgewiesen wurde, dass mehr als 60 Prozent aller Deutschen genetisch determinierte Langschläfer sind. Wie erklären Sie sich das?
Sätze wie »Morgenstund hat Gold im Mund«, »Der frühe Vogel fängt den Wurm« sind viel gehört und ein gutes Gerüst für all die frühen Vögel und die, die es gern sein möchten. Ich bin eigentlich erst ab 18 Uhr in Topform und deshalb kann er mich wirklich mal, der frühe Vogel. Zwangsläufig. Aber Albert Einstein oder auch Descartes haben ebenfalls gern lange gepennt und siehe da: Aus Verpenntheit kann was Großes werden.

Wann stehen Sie normalerweise auf und wie viele Stunden schlafen Sie, wenn Sie mal so richtig ausschlafen möchten?
Ich stehe später auf als Menschen, die um acht im Büro sein müssen. Aber ich brauche auch wahnsinnig viel Schlaf. Wenn man mich ins Bett legt und nicht weckt, schlafe ich genau zwölf Stunden, und zwar ohne mit der Wimper zu zucken. Es ist also ein weitverbreiteter Irrtum, dass die innere Uhr nur bei Frühaufstehern richtig tickt.

Gab es irgendwann in Ihrem Leben eine bewusste Entscheidung für eine langschläferfreundliche Karriere? Oder ist es Zufall, dass Sie weder Bäckerin noch Frühstücksmoderatorin geworden sind?

Für mich gab es immer nur freiberuflich oder arbeitslos. In der Tat hat das Frühstücksfernsehen mal bei mir angeklingelt. Natürlich haben die mich geweckt. Allerdings mittags um zwölf. War dann auch relativ schnell klar, dass wir nicht zusammenkommen.

Vor einigen Jahren führten Sie durch den 3sat-Thementag ausge-SCHLAFEN. Ihre Moderation war gleichzeitig ein Experiment, bei dem man Sie 47 Stunden am Stück nicht schlafen ließ. Wissen Sie noch, was Sie dachten, als der 3sat-Koordinator Daniel Fiedler Ihnen das Angebot dazu unterbreitete?

Ich hatte mich seinerzeit über schlechte Produktionsbedingungen beklagt, was damals hieß: weit unter sieben Stunden Schlaf. Ist ja frech, sagte ich, was sind das bitte für Arbeitsbedingungen? Daraufhin unterbreitete mir Daniel Fiedler das Angebot, den Thementag *ausgeSCHLAFEN* zu moderieren. Lautes Lachen. Warum ausgerechnet ich? Genau deshalb, sagte er.

Welche Erfahrungen haben Sie während dieser Moderation gemacht und was war das Schlimmste dabei?

Das Schlimmste ist die Müdigkeit. Irgendwann war mir nur noch schlecht vor Müdigkeit.

Würden Sie das gleiche Experiment noch ein zweites Mal machen?

Ich würde es immer wieder machen, mir wäre aber lieber, ich könnte etwas Neues ausprobieren. Im Fernsehen nicht schlafen ist ja Alltag.

Mark Benecke

Mark Benecke ist Kriminalbiologe und Spezialist für foren-
sische Entomologie. Er studierte Biologie, Zoologie und Psy-
chologie an der Universität Köln und promovierte mit einer
Dissertation über genetische Fingerabdrücke. In den Vereinig-
ten Staaten absolvierte er diverse polizeitechnische Ausbildun-
gen im Bereich Rechtsmedizin.

*Herr Dr. Benecke, auf einer Skala von eins bis zehn – wie wichtig
ist Schlaf für Sie?*
Also wenn zehn das meiste ist, dann zehn!

*Wie lässt sich dieses Bekenntnis zum Langschläfertum mit Ihrem
Job verbinden?*
Mittlerweile relativ problemlos. Ich habe kein Auto, fahre also
grundsätzlich alle Strecken mit dem Zug und da gibt es ja immer genügend Gelegenheit zum Schlafen. Mein Arbeitsschwer-
punkt hat sich in den letzten Jahren etwas verlagert. Früher, als
ich noch viel für die Polizei gemacht habe, war das die Hölle. Die
haben teilweise schon um 6 Uhr morgens angerufen. Heute lege
ich mir einfach die Termine, wie es mir passt, und fertig.

*Kann man einem Langschläfer ruhigen Gewissens den Beruf eines
Kriminalbiologen empfehlen?*
Also, ich hatte nie Probleme, genügend Schlaf zu bekommen.
Im Wissenschaftsbetrieb macht eigentlich jeder, was er will, da
man ja sowieso schon viel mehr arbeitet als in anderen Berei-
chen. Zu meiner Laborzeit war der 12-Stunden-Tag eher die
Regel als die Ausnahme. Wann man morgens dann anfängt, ist
jedem selbst überlassen.

Dann ist der Wissenschaftsbetrieb wohl eine Ausnahme, denn in vielen anderen Bereichen unserer Gesellschaft ist man gezwungen, richtig früh anzufangen. Und in der Schule erwartet man, dass die Kinder schon um 8 Uhr fit sind. Wie finden Sie das?
Das ist wirklich mies. Ich war auf einer Schule, die bereits um Viertel vor acht begann. Auf dieser Schule waren auch sehr viele Kinder von Musikern, die haben das zum Teil bitter beklagt. Genauso die Kinder, die jeden Morgen einen weiten Schulweg vor sich hatten. Ich bin grundsätzlich dafür, dass man selbst wählen kann, wann man morgens anfängt. Das geht leider noch immer nicht überall. Polizeiarbeit ist so ein Beispiel. Da ist man im Schichtbetrieb und muss neben Spät- und Nachtschicht auch die Frühschicht machen. Das hat nur den einen Vorteil, dass selbst ein ausgesprochener Langschläfer ab und zu mal seine Kinder sieht. In Betrieben aber, in denen die Mitarbeiter frei wählen können, machen die Frühaufsteher die Frühschichten und die Langschläfer die Spät- oder Nachtschichten und alle sind viel zufriedener.

Wird man also Ihrer Meinung nach Bäcker, weil man Frühaufsteher ist?
Ja, oder weil man den Laden geerbt hat. Aber es gibt ja kaum noch echte Bäcker. Die meisten Bäckereifilialen backen heutzutage nur noch Tiefkühlware auf. Aber gerade an den echten Bäckern kann man auch die genetische Komponente des Frühaufstehens/Langschlafens erkennen. Der Firmengründer war wahrscheinlich ein Frühaufsteher und derjenige, der den Betrieb weiterführt, hat vermutlich nicht nur den Laden, sondern auch diese genetische Disposition geerbt. Ansonsten würde er ja wohl nicht weitermachen.

Noch einmal zurück zur Biologie. Eine Frage dürfte jeden Langschläfer brennend interessieren: Wie lange kann ich maximal schlafen, ohne Gefahr zu laufen, von Maden angeknabbert zu werden?

Bei älteren Leuten kann das sehr schnell gehen. Eine schlechte Hautdurchblutung durch Druckstellen kann beispielsweise eine Ursache sein. Deswegen muss man bettlägerige Menschen nachts ja auch mehrmals drehen. Bei gesunden Menschen ist die Gefahr nicht gegeben. Außer man hat Blasen an den Füßen und Kakerlaken in der Nähe, da wird man schon nach zwei Minuten Schlaf angefressen. Ein Seemann ohne Schuhe hat also deutlich mehr Probleme als ein gesunder Yuppie, der auf seinem Futon in Berlin-Mitte schläft.

Ein gesunder Mensch kann also so lange schlafen, wie er möchte?

Das ist absolut richtig, nur muss er natürlich aufpassen, dass er nicht verdurstet. Aber dafür kann man sich ja eine Flasche Wasser ans Bett stellen.

Jürgen Drews

Jürgen Drews, der »König von Mallorca«, lebt und arbeitet als Sänger und Musikproduzent in Spanien und Deutschland.

Jürgen, bist du ein Vielschläfer oder eher ein Spätaufsteher?

Schwer zu sagen, normalerweise gehe ich gegen Mitternacht ins Bett und stehe gegen 9 Uhr auf. Mein Biorhythmus startet allerdings erst so richtig gegen 11 Uhr. Während der Saison komme ich nach meinen Auftritten nicht vor fünf ins Bett. Dann schlafe ich meistens nur kurz, dafür aber in der darauffolgenden Nacht schon mal zwölf oder 13 Stunden.

Wie wichtig ist Schlaf für dich?

Sehr wichtig. Ich merke das immer wieder an den Zeiten, in denen mein Schlafrhythmus verschoben ist. Wenn ich dann mitten in der Nacht aufwache, kann es auch mal passieren, dass sogar der König von Mallorca sich ein bisschen trübsinnig fühlt. Nach einer guten Portion Schlaf sind diese schlechten Gedanken aber am nächsten Morgen wieder wie weggeblasen.

Was machst du, wenn du nachts aufwachst und nicht mehr einschlafen kannst?
So paradox es klingen mag, ich lese dann meistens den *Spiegel*. Andere Menschen mögen sich über die ganzen Nachrichten viel zu sehr aufregen, um danach gut einzuschlafen, bei mir ist das anders. Das Einschalten des Hirns beim Lesen verbraucht ja auch eine ganze Menge Energie und das macht mich müde.

Dein Tipp für Leute, die nicht einschlafen können, ist also: Spiegel lesen und sich Gedanken machen?
Ja, genau, oder Liebe machen. Oder einen Schluck Bier trinken. Oder aber Eierlikör. Das hilft jedoch nur bei Leuten, die wie ich normalerweise gar keinen Alkohol trinken.

Wie war das am Anfang deiner Karriere? Bist du Musiker geworden, weil du Langschläfer bist, oder Langschläfer geworden, weil du Musiker bist?
Ich habe meine Karriere nie geplant. Ich bin ein reines Zufallsprodukt, irgendwie kam eins zum anderen, weil ich immer zur richtigen Zeit am richtigen Ort war.

Würdest du also sagen, du hast mächtig Glück gehabt?
Irgendwie schon. Manchmal, wenn ich darüber nachdenke, wie das alles gelaufen ist, kann ich schon mal kräftig loslachen. Denn irgendwie ist es ja auch komisch. Wenn ich zu Hause Musik höre, dann immer nur ganz gewöhnliche Popmusik, genau wie Ramona oder meine Tochter Joelina. Die Öffentlich-Recht-

lichen würden meine Musik auf einem Popsender nicht spielen, weil sie die unter »Schlager« verbuchen. Ich finde aber, es gibt einen großen Unterschied zwischen der konservativen Schlagermusik und meiner partytauglichen Variante. Trotzdem freue ich mich darüber, wie alles so gekommen ist.

Zu welcher Uhrzeit fand das früheste Konzert statt, das du je gegeben hast?
Daran erinnere ich mich nicht mehr, aber es war auf jeden Fall furchtbar. Mittlerweile trete ich morgens gar nicht mehr auf. Wie gesagt, mein Biorhythmus kommt erst gegen 11 Uhr auf Touren.

Du wohnst ja zum Teil in Spanien. Leben die Leute dort entspannter oder gibt es in Spanien genauso viele Frühaufsteher wie in Deutschland?
Frühaufsteher gibt es in Spanien wohl ähnlich viele wie in Deutschland. Allerdings legen sich die meisten Menschen dort während der Mittagszeit noch einmal hin und ruhen sich aus. Das ist schon ein großer Unterschied zu Deutschland.

Wenn du nicht nur der König von Mallorca, sondern von ganz Deutschland wärst, welchen Frühaufsteher-Wahnsinn würdest du als Erstes ändern?
Grundsätzlich bin ich niemand, der jemand anderem etwas vorschreiben möchte. Trotzdem gibt es eine Sache, die ich ändern würde: die Schulzeiten. Die würde ich auf alle Fälle um eine Stunde nach hinten schieben.

Salomè Ayuso Durben

Salomè Ayuso Durben, lebt und arbeitet in Barcelona. Nach dem Studium begann sie eine Karriere als Systemadministratorin in einem großen deutschen Unternehmen. Nicht zuletzt wegen der langschläferfreundlicheren Arbeitszeiten ist sie heute als selbstständige Eventmanagerin tätig.

Salomè, deine Mutter stammt aus Deutschland, dein Vater ist Spanier. Von wem hast du deine Langschläfer-Gene geerbt?
Also, ich weiß nicht, ob es die Langschläfer-Gene sind oder eher die spanische Kultur. Schließlich ist Spanien das Land der Siesta. Das ist so, weil man hier in der Regel spät isst, spät schlafen geht und trotzdem noch »früh« aufstehen muss. Für mich ist die Siesta eine Notlösung, die das Frühaufstehen einigermaßen erträglich macht.

Heißt das, man steht in Spanien genauso früh auf wie in Deutschland?
So früh nun auch wieder nicht, wir sind ja nicht wahnsinnig! Das öffentliche Leben – mit Schulen, Geschäfte, Banken – fängt hier nicht vor 9 Uhr an. Ich könnte mir auch keinen Spanier schon um 7 Uhr im Büro vorstellen.

Aber 9 Uhr ist für dich als Arbeitsbeginn akzeptabel?
Die Uhrzeit ist nicht das Ausschlaggebende, worunter ich eher gelitten habe, war die »Diktatur des Weckers«. Darunter verstehe ich den Frust, den man fühlt, wenn man abends schon darauf achten muss, früh ins Bett zu gehen, damit man morgens wenigstens einigermaßen ausgeschlafen ist. Es fehlt also nicht nur die Freiheit, ausschlafen zu können, sondern auch die Freiheit, den Abend so zu verbringen, wie man es gerne möchte.

Da kommt man sich doch irgendwie vor wie ein kleines Kind, das abends ins Bett geschickt wird. Ich dachte immer, Erwachsensein fühlt sich anders an.

Freiheit ist dir also mindestens genauso wichtig wie Ausschlafen. Hast du dein Leben absichtlich so organisiert, dass du heute diese Freiheit leben kannst, oder kam das alles eher zufällig?
Als ich noch täglich acht Stunden zur Arbeit ging, lebte ich mit diesem Frühaufsteher-Frust. So lange, bis ich meine Arbeitskollegen endlich davon überzeugte, dass es besser für alle wäre, wenn ich nur Spätschichten übernehme. Der Wecker klingelte nun nicht mehr um 7 Uhr, sondern um 11, aber dummerweise klingelte er eben immer noch. Mittlerweile habe ich meine Prioritäten so gesetzt, dass ich tatsächlich kaum noch einen Wecker brauche. Mit Zufall hat das alles wenig zu tun.

Arbeitest du jetzt weniger als früher?
Nein, eher mehr oder sagen wir: anders. Manchmal habe ich vier Wochen lang gar keine Freizeit oder aber ich arbeite nächtelang durch. Was mir dabei wichtig ist: Ich versuche, als Freelancer nur Arbeiten zu finden, bei denen das Frühaufstehen keine Bedingung ist. Dann gebe ich gern 100 Prozent oder mehr. Dieses Vorurteil, nach dem Langschläfer alle superfaul sind, ist doch längst veraltet. Die meisten Langschläfer die ich kenne, sind sehr produktiv. In Spanien gibt es übrigens noch ein anderes Vorurteil bezüglich Langschläfern: A quien madruga, Dios le ayuda. – Wer in aller Herrgottsfrühe aufsteht, dem helfen die Götter.
Also, meine Götter helfen mir frühmorgens nicht, die schlafen da nämlich noch. Ich lebe lieber nach dem Motto: ¡No por mucho madrugar amanece más tremprano! – Obwohl man früh aufsteht, wird es nicht früher Tag!

Thorsten Kammerer

Thorsten Kammerer ist 45 Jahre alt und nach eigenen Angaben Privatier und Lebemann. Mit einem Körper voller Tattoos, einer massiven Statur und überlangen, ergrauten Dreadlocks sieht Thorsten Kammerer genau so aus, wie man sich einen typischen Rocker vorstellt.

Thorsten, hast du geerbt, im Lotto gewonnen oder hast du dein Leben lang von frühmorgens bis spätabends gearbeitet, um so schnell in Rente gehen zu können?
Ich habe schon mit 15 angefangen zu arbeiten, das sind ja immerhin 30 Jahre. Später habe ich sogar zwei Arbeitsstellen gehabt, tagsüber als Schreiner und nachts als Türsteher. Das war für mich als Langschläfer natürlich eine harte Zeit. Als dann die Sperrzeiten verkürzt wurden und die Diskothek, in der ich gearbeitet habe, plötzlich bis 5 Uhr geöffnet hatte, ging das einfach nicht mehr.

Dann musste ich mich entscheiden und habe natürlich den lukrativeren und langschläferfreundlicheren Job gewählt. Nach neun Jahren konnte ich mir schließlich meine eigene Disko leisten.

Du hast die letzten Jahre also fast nur nachts gearbeitet. Ist das nicht der ultimative Traum aller Langschläfer?
Anfangs schon, aber nur nachts arbeiten, ist wirklich krass. Klar, man kann vielleicht bis 12 Uhr schlafen, aber wenn man erst um 6 oder 7 Uhr ins Bett kommt, dann reicht das auch nicht. Ich würde diesen Job keinem echten Langschläfer empfehlen.

Gibt es denn einen anderen Job, den du ohne Vorbehalte empfehlen kannst?
Ja, Privatier!

Die Medien unterstellen allen Rockern, gewalttätig zu sein. Wie weit geht deine Gewaltbereitschaft? Würdest du auch nicht davor zurückschrecken, einen anderen Menschen um 5 Uhr morgens zu wecken?

Ich habe ja schon so einiges in meinem Leben gemacht, aber Folter gehört definitiv nicht dazu. Wenn es aber ums Angeln geht, ist das etwas anderes.

Du bist also leidenschaftlicher Angler, ein recht seltsames Hobby für einen Langschläfer. Wie schaffst du es, dafür so früh aufzustehen?

Wieso »aufstehen«? Ich habe dafür einfach durchgemacht und jetzt gehe ich nur noch abends angeln. Das ist meiner Meinung nach eh viel besser als morgens.

Warum geht man überhaupt frühmorgens angeln? Sind Fische Frühaufsteher?

Klar, die meisten Menschen fressen ja auch morgens. Wenn es hell wird, sind die Fische wach und wollen fressen. Die haben ja keine Rollläden.

Aber abends essen sie noch einmal, das bedeutet also, dass man zum Angeln nicht zwangsläufig früh aufstehen muss?

Jo, du bist ja gar nicht so doof, wie du aussiehst.

Oh, danke. Noch eine letzte Frage: Welches ist dein Lieblingsfisch?

Definitiv der Wels, den fängt man am besten nachts.

Bernd Kurtzke

Bernd Kurtzke ist Gründer und Gitarrist der Band Beatsteaks. Seit 1995 rocken die fünf Berliner die Republik.

Bernd, du hast in einem Interview gesagt: »Die Anzahl der Tage, an denen ich vor 8 Uhr aufstehen muss, ist gleich null.« Gibt es tatsächlich nichts, wofür du dir auch schon mal vor 8 Uhr den Wecker stellst?
Oh doch. Tatsächlich stehe ich für meinen Sohn zwei Tage die Woche sogar vor 8 Uhr auf.

Wenn er dann in der Kita ist, lege ich mich selbstverständlich wieder ins Bett. In dringenden Amtsangelegenheiten quäle ich mich auch schon mal früher raus.

Wie schlimm war für dich die Zeit als zwangsweiser Frühaufsteher, als du in die Schule gingst bzw. deine Ausbildung gemacht hast? Was war deine beste Ausrede fürs Blaumachen?
Sehr schlimm. Erst in der Schule, wobei die Aussicht auf zehn Jahre unveränderte Sachlage in puncto Pünktlichkeit die Tortur noch erheblich verschlimmerte, dann in der Lehre und schließlich später beim Studium, wo ich allerdings den mir rabiat entzogenen Schlaf während des Unterrichts nachholte. Die beste Ausrede auf Arbeit war damals immer: »Vor 9 Uhr passiert hier sowieso nichts, die Zeit, die ihr zum Frühstücken braucht, kann ich dann ja auch verschlafen!« Jedenfalls war das für mich die beste Ausrede.

Seit wann kannst du dir den »Luxus« des Ausschlafens leisten?
Das Wort »Luxus« beschreibt diesen Sachverhalt mehr als zulänglich, da es leider immer noch zu selten vorkommt. Aber immerhin viel öfter als früher, und das seit dem Zeitpunkt, an dem ich mich für das Musikerdasein entschieden habe.

Die Beatsteaks haben sich ihren exzellenten Ruf als Liveband durch unzählige Konzerte erarbeitet. Die meisten Touren bestreitet ihr in einem Nightliner, den man sich mehr oder weniger als riesengroßes, gut ausgerüstetes Wohnmobil vorstellen kann. Wie lebt und schläft es sich in so einem Bus?

»Rollendes Musikerschließfach« trifft es wohl eher. Man teilt sich mit ca. 16 Menschen ein Schlafzimmer, eine Toilette, auf der man nicht groß machen darf, und eine nicht existierende Dusche.

Wenn man sich aber mit der Tatsache arrangiert hat, dass sich das Bett bewegt, lässt es sich ganz passabel aushalten.

Rockmusiker ist zwar ein klassischer Langschläfer-Traumberuf, dennoch soll es auch hier vereinzelt schwarze Schafe geben. Kam jemand in deiner Band schon mal auf die Idee, frühmorgens zu proben? Oder gab es ähnlich schräge Frühaufsteher-Vorschläge?

Das glücklicherweise nicht. Seit Neuestem jedoch gehen ein paar von uns morgens in aller Herrgottsfrühe joggen. Für mich nicht nachvollziehbar, weiß ich doch, dass ausreichend erholsamer Schlaf ein Jungbrunnen ist, der ohne körperliche Qualen zu erreichen ist. Der frühe Vogel kann mich mal. Außerdem sieht es auch nicht gut aus, morgens mit verquollenen Augen frierend durch den Stadtpark zu stolpern.

Es gibt erwiesenermaßen deutlich mehr Langschläfer als Frühaufsteher und trotzdem richtet sich unsere Gesellschaft nach den Bedürfnissen der frühen Vögel. Irgendwann werden all die unterdrückten Langschläfer aufstehen und sich ihr Recht auf Schlaf erkämpfen – und spätestens dann brauchen sie eine Hymne. Kennst du einen passenden Song?

Ganz klar: D. A. D. – »Sleeping My Day Away«.

Frank Lukas

BMX-Profi, dreifacher deutscher Meister, *on the road guy*, Vater, Nachtmensch. Besitzt eine eigene Firma.

Viele Menschen denken, dass ein professioneller Sportler auf jeden Fall ein Frühaufsteher ist. Bist du da eine Ausnahme, Frank, oder gibt es unter Sportlern mehr Langschläfer, als landläufig angenommen wird?
Ich denke, gerade in einem Sport wie BMX freestyle gibt es mehr Langschläfer als Frühaufsteher, besonders unter den Profis, die nebenbei keine andere Arbeit ausüben. Lange Sessions, abends noch mit Kumpels rumhängen und ausschlafen sind, denke ich, an der Tagesordnung eines Profi-BMXers.

Sind die Bedingungen in deinem Sport im Allgemeinen langschläferfreundlich? Um wie viel Uhr beginnen bei euch beispielsweise die Wettbewerbe?
Der Zeitplan eines Wettbewerbs ist sehr langschläferfreundlich. Gerade die Pro-Finals sind immer am Nachmittag. Die Veranstalter der Wettbewerbe rechnen schon damit, dass abends gefeiert wird, und dementsprechend wird dafür gesorgt, dass kein Pro-Fahrer vor 14 Uhr auf dem Platz sein muss. Aber auch da gibt es Unterschiede zwischen den Disziplinen im BMX. Wenn es Frühaufsteher gibt, dann sind es meiner Meinung nach die Flatlander, also »meine« Teildisziplin. Auch wenn das mit dem Frühaufstehen für mich nicht zutrifft.

Auch du kennst die Qualen der Schulzeit. Ab wann hast du dir gesagt »Jetzt reicht's, ich mache bei diesem Frühaufsteher-Wahnsinn nicht mehr mit?«
Ziemlich genau nach meinem Zivildienst. In dieser Zeit habe ich mich teilweise mit Koffeintabletten über Wasser gehalten,

um nachmittags noch fahren zu können. Ich musste immer zwischen 6 und 7 Uhr morgens anfangen, dann jeden Tag noch mindestens vier Stunden Sport, das schlaucht nach einem Jahr. Danach hatte ich die Wahl und musste mich entscheiden: Pro-BMX-Karriere, Ausbildung oder Uni. Ich hab mich für das Erste entschieden, mit allen Vor- und Nachteilen. Ein großer Vorteil ist und war es, sich selbst seine »Arbeit« einteilen zu können und zu sagen: »Okay, heute schlafe ich aus und gehe trainieren, wann ich möchte.« Man ist für sich selbst verantwortlich und hat keinen Trainer, der morgens am Platz oder Beckenrand steht und einen zur Leistung antreibt. Das geschieht alles aus der Eigenmotivation.

Wo du gerade Vater geworden bist, ist das Ausschlafen wieder etwas schwieriger für dich. Wie schaffst du es dabei, nicht dauerhaft im Jetlag zu leben?
Zurzeit ist es für mich unmöglich, mich nicht müde oder gejetlagged zu fühlen. Das Wort »gleich« gibt es nicht mehr, sondern nur noch »sofort«. »Gleich« muss der Kleine erst noch lernen. Aber es gibt wohl keinen Grund, der einen leichter aufstehen lässt als der eigene Sohn.

Wie die Wissenschaft mittlerweile nachweisen konnte, ist die Neigung zum Langschläfertum erblich bedingt. Würdest du deinem Sohn im Hinblick auf seine Langschläfer-Gene eines Tages raten, Sportler zu werden, oder hast du einen besseren Tipp?
Wenn mein Sohn ein Leben führen kann, wie ich es nach meinem Abi getan habe, und dies durch seinen Sport ermöglicht wird, würde ich es ihm jederzeit raten. Das Ausschlafen ist dabei der Bonus!

Mia Ming

Mia Ming studierte Literaturwissenschaft und Kunstgeschichte und lebt heute als Autorin in Berlin. Unter dem Titel *Schlechter Sex* hat sie in mehreren Bänden Frauen wie Männer über ihre lustigsten, peinlichsten und absurdesten Untenrum-Erlebnisse befragt.

Frau Ming, wie geht es Ihnen, wenn Sie frühmorgens aus dem Schlaf gerissen werden?
Ich stehe unter Schock. Das war schon immer so, egal ob ich früh ins Bett gegangen bin oder die Nacht verlottert habe. Je früher der Wecker klingelt, desto böser ist es.

Als freie Autorin leben Sie den Traum vieler Langschläfer: Sie selbst bestimmen, wie lange Sie schlafen und wann Sie aufstehen möchten. Wie fühlt sich das an? Zu welchem Preis würden Sie diese Freiheit wieder aufgeben?
Über meine derzeitigen Lebensumstände bin ich tatsächlich sehr froh. Dass sich alles wieder ändern könnte, darüber grübele ich wenig nach, denn ich grusele mich noch immer, wenn ich an meine früheren Arbeitssituationen in verschiedenen Großraumbüros etc. denke. Natürlich hat die Freiheit auch gewisse Nachteile, wie die Ungewissheit oder dass man sich immer wieder selbst motivieren muss, etwas zu tun, aber das alles nehme ich gern in Kauf.

Sicher gab es in Ihrem Leben auch Zeiten, in denen Sie gezwungen wurden, früh aufzustehen. Wie haben Sie diese unbeschadet überstanden? Haben Sie sich angepasst oder eher durchgemogelt?
Durchgemogelt. Meist wusste ich schon morgens beim Weckerklingeln, ich werde diesen Tag niemals überstehen. Irgendwie ging es dann doch, aber es war einfach nicht meine Zeit. Früher,

als ich um 8 Uhr im Büro sein und dafür um 7.10 Uhr spätestens meine Wohnung verlassen musste, putzte ich mir morgens nur die Zähne, zog irgendetwas an, griff meine Tasche und verließ das Haus. Irgendetwas vergaß ich eigentlich immer. Einmal trug ich zwei verschiedene Stiefel, was mir erst in der U-Bahn auffiel. Ich befand mich in einem unangenehmen Trancezustand, bin über Stufen gestolpert, in die falsche Bahn eingestiegen oder hatte mehrmals kleinere Unfälle mit Fahrrad oder Auto. Wenn ich den morgendlichen Weg von Neukölln in den Prenzlauer Berg bewältigt hatte, sank ich erschöpft und innerlich laut stöhnend auf meinen Bürostuhl und sah unfrisiert und zerknittert einem zehnstündigen Arbeitstag entgegen. Viel lieber wäre ich später gekommen und dafür abends länger geblieben, das wäre bedeutend effektiver gewesen. Anfangs hegte ich die Hoffnung, ich könnte mich vielleicht – zumindest ein wenig – an das frühe Aufstehen gewöhnen. Doch dies war nicht der Fall. Genau wie zu Schulzeiten bereitete mir das Weckerklingeln jeden Morgen seelische und körperliche Pein.

Haben Sie einen Tipp für alle Langschläfer?
Akzeptiert, dass ihr Langschläfer seid, auch wenn das leider nicht gerade große gesellschaftliche Anerkennung findet. Ihr habt euch das schließlich nicht ausgesucht, jeder würde morgens lieber quicklebendig aus dem Bett hüpfen, statt sich rauszuquälen oder erst mittags aufzuwachen. Doch das ist nun mal nicht der Fall, vielleicht ändert es sich ja eines Tages. Aber habt kein schlechtes Gewissen, wenn ihr lange schlaft, das bringt nichts, im Gegenteil. Dafür habt ihr voraussichtlich mehr vom Abend …

Was denken Sie nach all den Interviews, die Sie geführt haben: Wer hat den schlechteren Sex, Frühaufsteher oder Langschläfer?
Das ist ein Aspekt, den ich in meinen Interviews gar nicht be-

dacht habe. Wie schade, das wäre bestimmt recht aufschluss-reich. Doch viele meiner Geschichten entwickeln sich in berauschtem Zustand, was jeglichen Rhythmus ohnehin erst einmal durcheinanderbringt. Also, schwierig zu sagen. Ich selbst allerdings hatte noch nicht mit allzu vielen Frühaufstehern Sex … Was auch immer das jetzt heißen mag, haha.

Günter Woog

Günter Woog ist Mitbegründer und Vorsitzender von Delta t, dem 1993 ins Leben gerufenen Verein für zeitversetzt und lang schlafende Menschen.

Herr Woog, Sie sind ein Veteran im Kampf für die Rechte von Langschläfer. Was genau brachte Sie damals auf die Idee, Delta t zu gründen?
Nach überstandener Schulbeginnfolter und weitgehender Flexibilität im Studium war das Arbeitsleben, personalisiert durch einen lieben, aber penetrant früh aufstehenden Kunden, drauf und dran, mir alle morgendlichen Freiheiten wieder zu nehmen. Dies geschah untermalt von den altbekannten Sprichwörtern über Hühner und Vögel und forderte eine Rebellion geradezu heraus.

Wie waren die ersten Reaktionen? Wurden Sie belächelt oder hat man Ihr Anliegen von Anfang an ernst genommen?
Die 80 Prozent Frühaufsteher haben unser Anliegen überwiegend ernst genommen, aber trotzdem darüber gelächelt bis gelacht und ihm schon gar keine Priorität eingeräumt.

Unter den anderen 20 Prozent waren viele – auch für mich – überraschend ernst und wenig lächelwillig angesichts ihrer alltäglichen Zeitzumutungen.

In Ihrer Satzung kann man unter dem Punkt »Vereinsziel« lesen: »Der Delta t • Verein für Zweitnormalität e.V. setzt sich zum Ziel, zeitversetzt und lang schlafenden Menschen zu Anerkennung, Toleranz und vor allem zu ihrer Natur entsprechendem Leben zu verhelfen.« Welche Maßnahmen ergreifen Sie, um dieses Ziel zu verwirklichen?

Da unsere Einschränkungen ausnahmslos den von der nicht betroffenen Mehrheit aufgestellten Regelungen entspringen, sind wir hauptsächlich mit informativer, faktengestützter Überzeugungsarbeit beschäftigt. Unser zweites »Kampfgebiet« widmet sich den negativen Vorurteilen. Unser drittes dem Aufbau eines wahrheitsgemäßen, positiven Bildes.

Wie viel hat sich seit der Gründung Ihres Vereins vor knapp zwei Jahrzehnten zugunsten der Langschläfer bewegt?

Auf der Faktenebene, vor allem in der wissenschaftlichen Beurteilung des Phänomens unterschiedlicher Biorhythmen, hat sich enorm viel verändert: zum einen darin, dass das Vorhandensein unterschiedlicher Zeittypen mittlerweile ebenso selbstverständlich genommen wird wie das unterschiedlicher Schuhgrößen. Zum anderen, dass ein dem Chronotyp entsprechendes Leben nicht nur aus gesundheitlicher Sicht angeraten wird.

Der Lifestyle des Ausschlafenden, der in der Boheme von jeher chic war, wird in zunehmender Weise als tägliches Privileg aufgefasst. Es wurde bekannt, dass spätes Aufstehen und Erfolg, gerade der sympathisch erzielte, keine Gegensatzpaare, sondern oft verwandt sind.

Auf der Handlungsebene hat sich dennoch erschreckend wenig bewegt. Eine Gesellschaft, die immer wieder betont, dass ihr wichtigstes Gut die Bildung ist, führt sich selbst ad absurdum, wenn sie nicht in der Lage ist, die Früchte der Bildung zu implantieren. Ein Schulleiter, der sich weigert, die Anfangszeiten so spät zu legen, wie es die erfolgreichsten seiner Absolventen fordern, die mittlerweile als Professoren tätig sind, stellt sich selbst infrage.

Glauben Sie, dass wir Langschläfer eines Tages die Vorherrschaft der frühen Vögel brechen können? Oder anders ausgedrückt: Gibt es eine Zukunft ohne Wecker, in der jeder Mensch so lange und so viel schlafen kann, wie er möchte?

Nicht, dass ich Frühaufsteher für böse halte, aber das ist wie die Frage, ob das »Gute« oder das »Böse« siegen wird. In jeder Hinsicht erfolgreicher sind zurzeit die relativ freieren Gesellschaften. Dort, wo Kunst, Kreativität, wissenschaftlicher Fortschritt, Innovation, Konsens, Freiheit, Toleranz … wichtig sind, wird die Diktatur der Wecker abnehmen. In den sogenannten Werkbänken der Welt, wie China, sehe ich tief schwarz.

Hier in D, de facto, lebe ich schon seit 30 Jahren zu 99 Prozent weckerfrei.

Langschläfer aller Länder, vereinigt euch!

Zu lange schon dominieren die Frühaufsteher den Biorhythmus unserer Gesellschaft und damit unser aller Leben. Warum lassen wir uns das gefallen? Artikel 1 unseres Grundgesetzes besagt: »Die Würde des Menschen ist unantastbar.« Und auch in der Fußnote findet man keinen Absatz, der lautet: »Für Langschläfer ist Artikel 1 selbstverständlich nicht gültig.«

Es ist allerhöchste Zeit, dass wir Langschläfer uns wehren, dass wir aufstehen und den frühen Vögeln zurufen: Weckt uns am Arsch! Behaltet die Würmer und das Gold im Mund, wir haben etwas Besseres – ein ausgeschlafenes Leben und einen wachen Geist!

Langes Schlafen oder spätes Aufstehen ist kein charakterlicher Defekt einer kleinen Minderheit, sondern das natürliche Verhalten gesunder Menschen. Diese Erkenntnis verdanken wir umfangreichen Forschungen und es ist an der Zeit, dass diese wissenschaftlichen Ergebnisse auch gesellschaftliche Folgen haben.

1. Weg mit den Weckern!
2. Kein Schulbeginn vor 10 Uhr morgens!
3. Flexible Arbeitszeiten für alle!

All diese Forderungen sind keineswegs utopisch. Wenn wir Langschläfer endlich einmal demonstrieren, wie viele wir in Wirklichkeit sind, wird sich einiges bewegen. Denn spätestens dann werden auch Politiker erkennen, dass man mit uns Wahlen gewinnen kann. Das Stichwort dazu ist »Lobbyarbeit«.

Nehmen wir uns ein Beispiel an den Dänen, die mit ihrer B-Society eindrucksvolle Erfolge im Kampf um die Rechte der

Langschläfer erzielen konnten. Auch in Deutschland haben wir einen Verein, der sich für die Anliegen aller Langschläfer und Spätaufsteher stark macht: Delta t.

Je mehr Langschläfer sich hier organisieren, desto größer der Einfluss, den Delta t auf die Verantwortlichen unserer Gesellschaft ausüben kann. Informationen zum Verein findet man im Internet unter www.delta-t.org.

Doch auch diejenigen Langschläfer, die ein eher distanziertes Verhältnis zu Organisationen und Vereinen haben, können etwas tun: ausschlafen und mit wachem Geist die Missstände unserer Gesellschaft bei jeder sich bietenden Gelegenheit anprangern. Konkret kann das ganz unterschiedlich aussehen. Hier ein paar Anregungen dazu:

Du bist noch Schüler? Dann sprich mit deinen Mitschülern und der SMV über dieses Thema. Mache deutlich, dass der frühe Unterrichtsbeginn eine Form der Körperverletzung darstellt, die du nicht länger bereit bist, zu akzeptieren. Flyer, Plakate und Demonstrationen sind adäquate und legale Formen des Widerstands.

Sie sind Arbeiter, Angestellter oder Beamter? Dann sagen Sie Ihrem Vorgesetzten, was Sie von frühen Arbeitszeiten halten und wie unwirtschaftlich diese letztendlich sind. Unterhalten Sie sich mit Kollegen, Kunden und Freunden über die ungesunden Aspekte des frühen Aufstehens. Sie werden sich wundern, wie viele Menschen auf Ihrer Seite stehen.

Sie sind selbstständig? Dann gehen Sie mit leuchtendem Beispiel voran und schaffen Sie langschläferfreundliche Arbeitsplätze. Bekennen Sie sich zu Ihrem Langschläfertum und zeigen Sie Kunden, Klienten, Patienten oder Mandanten, wie gut ausgeschlafene Menschen arbeiten können.

Sie sind Politiker? Dann denken Sie kurz einmal über folgende Zahlen nach:

Mehrere Studien haben gezeigt, dass weit über 60 Prozent der Bevölkerung der westlichen Industrienationen am Wochenende, also dann wenn sie die Möglichkeit dazu haben, zwischen acht und neun Stunden schlafen. Außerdem würden die meisten von ihnen ohne Wecker erst zwischen 8 und 9 Uhr aufwachen. Die echten frühen Vögel bilden in unserer Gesellschaft also eine verschwindend kleine Minderheit, während die Langschläfer und Spätaufsteher unumstritten in der Mehrzahl sind. Und das Beispiel Dänemark hat gezeigt, dass diejenigen Politiker, die sich das Thema »Alltägliches Ausschlafen« auf ihre Fahnen schreiben, nicht nur Sympathie, sondern auch Wählerstimmen gewinnen! Also, worauf warten Sie?

Jeder kleine Beitrag in Richtung einer langschläferfreundlicheren Gesellschaft zählt. Lassen Sie Ihrer Kreativität freien Lauf, es gibt Tausende von Möglichkeiten, sich gegen das Diktat der frühen Vögel zu wehren. Und sollte Ihnen gar nichts anderes einfallen, dann habe ich hier einen letzten, nicht ganz uneigennützigen letzten Tipp für Sie:

Verschenken Sie ein Exemplar dieses Buches
bei jeder sich bietenden Gelegenheit!

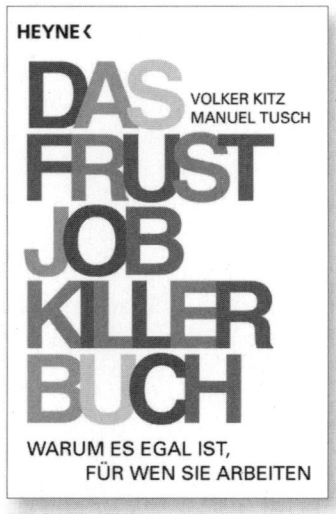
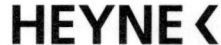